もの忘れ・認知症にならない脳トレ

楽しく歌うだけで脳がたちまち若返る!

周東 寛
医学博士・南越谷健身会クリニック院長
山田ゆうすけ
作曲家

「音楽脳」を刺激すると
脳が目覚める!

コスモ21

カバーデザイン◆中村　聡
本文イラスト◆宮下やすこ

はじめに

♪誰でも歌っている瞬間は人生の主役!! 🎤♪🎤♪

「なんでこんなに歌が好きなんだろう?」「なんでこんなにイキイキと歌えるんだろう?」。カラオケの音楽に合わせて、キレイなドレスをまとってうっとりとステージで歌うご婦人の姿は若々しさいっぱいです。その歌声もイキイキとしていて、思わず聴き入ってしまいました。

たくさんの聴衆が見守るステージで、まさしくスターになって思いっきり歌うと、会場から拍手が湧き上がります。「よかったよー!」と声もかけられ、花束を受け取る人もいます。

これは、毎年、埼玉県越谷市のサンシティホールに500人~1000人くらいのお客様を招いて開催している「健康まつり」の中のカラオケコーナーでの光景です。今年で12回目になります。歌あり、踊りあり、郷土芸能の和太鼓ありのにぎやかなフェスティバルです。「歌と健康」と題した講演も行なっています。何より皆さんが楽しみにしているのは、一人ひとりがステージに立ち、華麗な衣装をまとってスターのようにカラオケで歌を披露することです。

晴れの舞台でうまく歌うことはとても難しいことですが、皆さん、自分の持ち時間である3、4分の歌唱のためにたくさん練習をしてこられます。そして、みんなが注目するステージで一生懸命歌われます。

けっこう高齢の方もステージに立たれますが、歌詞は全部暗記していて、その瞬間は完全に会場の主役になりきっているようです。誰でも、自分の人生の主役として生きていると感じるときは輝いて見えます。

ステージで歌っているときも、その一つなのだと思います。何歳になっても、そんな体験を積み重ねていくことができれば、いつまでも若々しくてきっと認知症にはなりにくい。それが、長年臨床現場で患者さんと接している私の実感です。

松尾芭蕉は「人は人生の旅人」と言ったそうです。人それぞれが自分の人生を旅しているのだと思います。その旅の主役は、いくつになってもその人自身ですし、そこでいつまでも思いっきり輝いてみたいのです。

♪楽しく歌っていると頭もフル回転 ♪ ♪

今後ますます増加することが心配されている認知症は、さまざまな要因で起こる病気で、一口にこういう人がなりやすいとはなかなか決めつけられません。それでも、私の35年間あまりの臨床経験で、大まかな傾向があるように見受けられます。

認知症を誘発する病気はいろいろありますが、生活習慣としては食生活の偏りや運動不足、さらにはアルコールの過剰摂取、喫煙などが認知症になる確率を高めます。また、性格面では、どちらかと言うと思考がかたく、気が短くて融通が利きにくいとか、周囲とのコミュニケーションが少なく社交的でないといった場合に、発症する確率が高くなっているように思われます。

たしかに、80歳、90歳を超えても認知症にならない方には、元気で朗らかで社交的、あまり細かいことを気にしない方が多いようです。実際、臨床現場で接している患者さんですと、いつも人と人との繋がりを持っていて、たくさんの人と積極的に交流し、よく笑い、どんな環境でもすぐ溶け込んでいるような方は頭もしっかりしています。

私のクリニックでは医療に歌を積極的に取り入れるために院内にカラオケルームを

設置しています。患者さんはいつでも自由に利用できるようになっていて、週に2回は専門家を招いてカラオケ教室も開いています。まさしく「健康カラオケ」として患者さんの治癒力アップを目指してご活用いただいています。

そこに参加して楽しく歌っている方たちや、「健康まつり」でステージで歌っている方たちは、とてもイキイキして元気です。本当に健康で頭もフル回転しています。

それは歌うことで脳内のホルモンの分泌が活性化され、心地よさが生まれることや、たくさんの仲間やお友達と仲よく歌う、つまり人とのふれ合いがいい効果を生み出しているのだと思います。

♪認知症の予防・改善に有効な歌唱法を紹介🎤♪🎤♪

この本を通して、楽しく歌うことが認知症予防にとても効果的であることを伝えようと思い立ちましたのも、臨床の場で長年そんな方たちの姿を見てきたからです。

これまで、楽しく歌うことをたくさんの方にすすめてきましたが、治療面で顕著な効果が表われた症例もたくさんあります。たとえば、血圧が安定した、更年期障害から解放された、重度の脳障害から回復した、などです。なかには、余命3カ月と宣告されて7年が経過している人もいます。

そんななか、認知症への関心が高まっていることもあって、歌うことと認知症予防の関係についてたずねられることが増えてきました。じつは、歌うことによって「音楽脳」を刺激すると脳全体が活性化します。私は28年前から、そのとき分泌される脳内ホルモンを「**幸せホルモン**」と呼んでいます。それはなんとも言えない心地よさが生まれるホルモンだからです。このホルモンが脳の活性化に有効であることもわかってきています。歌うことと健康の関係については拙著『医者がすすめる「演歌療法」』で紹介しましたが、本書では認知症の予防・改善に焦点を当て、そのために楽しく歌うことが非常に有効であることや、そのために効果的な歌唱方法（周東と山田で共同開発）を具体的に紹介したいと思います。

誰でも楽しく歌える「課題曲」や、動画を見ながら練習できるようにＤＶＤも準備しました。さあ、みなさん、健康長寿に向かって歌いましょう！

医学博士　周東 寛

もくじ——楽しく歌うだけで脳がたちまち若返る！

1章　楽しく歌うだけで脳が目覚める！

2章　歌うことは脳の活性化、認知症予防に直結！

3章 この歌い方が脳の刺激に効果的！

4章 誰でも楽しく歌える課題曲に挑戦！

5章 リズム体操も認知症に効果的！

1章 楽しく歌うだけで脳が目覚める！

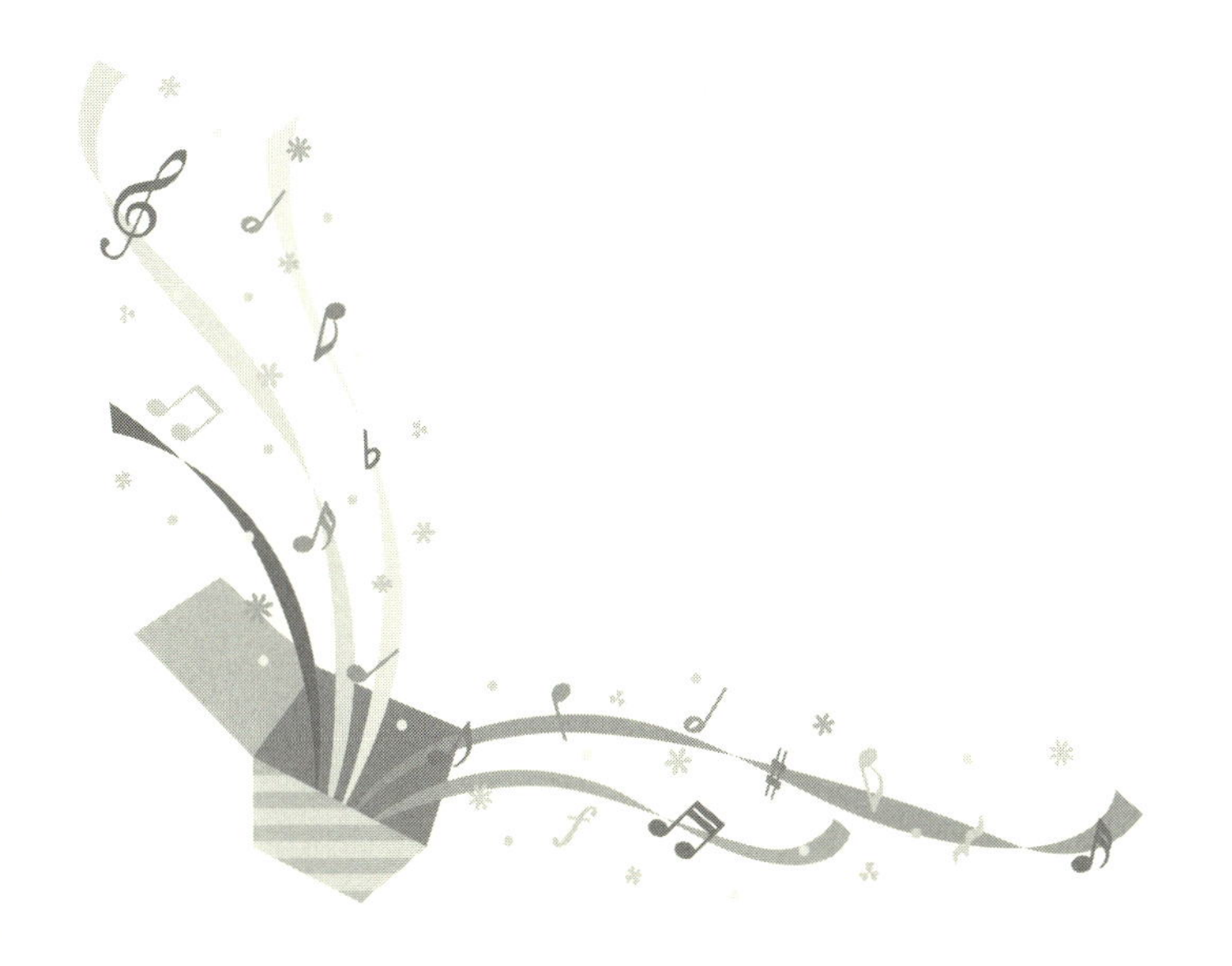

1 患者さんが教えてくれた歌による認知機能改善効果！

ある年の春ごろだったと思います。午前中の診察が長引いて急いで昼食を食べようと病院の廊下を移動中に、ひとりの年配のご婦人、須田恵子さん（仮名）に呼び止められました。彼女がおっしゃるには、

「先生のお陰で何とか主人（72才）の胃がんの手術が成功し、命を取り留めることができました。本当に感謝しています。

ただ、もともと病院嫌いの主人は大きな病気を抱えたショックが大きかったようで、退院してからは、元気がないかと思えば急に怒りっぽくなったりします。それに、だんだん忘れっぽくなってきていて、これって認知症なんでしょうか？」

と、とても深刻な顔をして話しかけてきました。

たしかに、ご主人の須田孝夫さん（仮名）は、張り合いがある仕事もできなくなり、かなり気落ちしているようでした。こうした絶望感が脳にもかなりのストレスやダメ

黒いところが脳脊髄腔。脳脊髄液で満たされている。

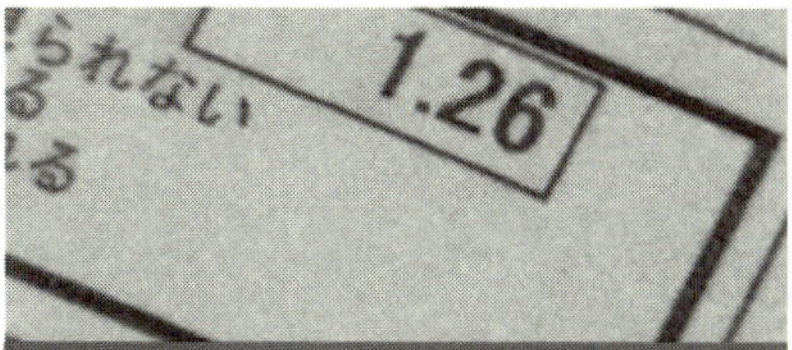

1.26＝「萎縮がやや見られる」

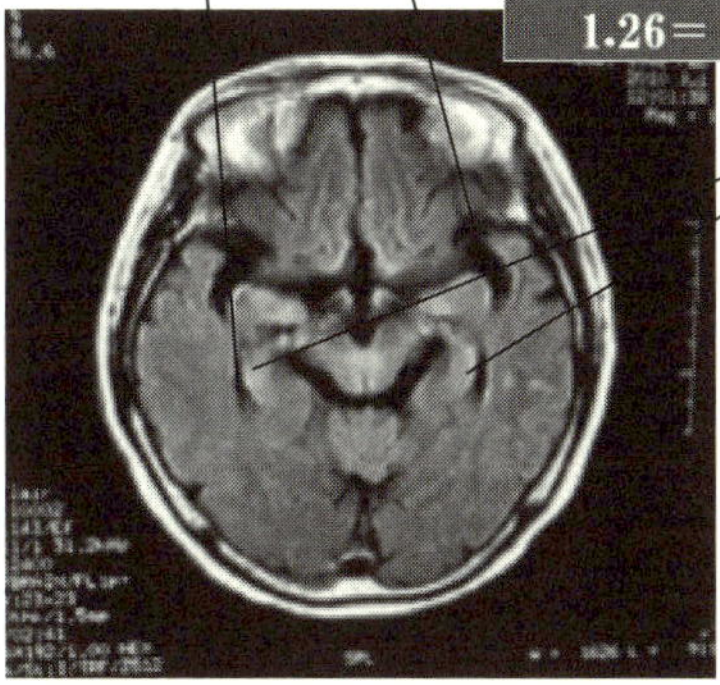

この部分が海馬

両側の海馬に軽度の萎縮が認められる。
逆に脳脊髄腔は増大しているように見える。脳脊髄液が増えて脳を押しひろげることで、さまざまな症状を引き起こすことがある。

ージを与えていたのでしょう。

ご主人は、ますます無口になり、怒りっぽくなり、何事にもやる気を失っているようです。こうした状態が続くと、ＡＤＬ（日常生活動作）もどんどん低下してきますし、脳の萎縮も進みやすくなります。

さっそく頭部ＭＲＩと脳血管ＭＲＡ検査を行ないました。さらに、ＨＤＳ－Ｒテスト（長谷川式簡易知能評価スケール、30点中20点以下だと認知症の疑い）とミニメンタルステート検査（ＭＭＳＥ、認知症の診断用の質問セット）、ＶＳＲＡＤ（ＭＲＩ画像を使って脳の萎縮度を調べる検査）を実施しました。その結果、ＨＤＳ－Ｒは22点でしたが、ＶＳＲＡＤは１・26（Ｚスコア）でした。

Ｚスコアが２・０を超えると９割以上の確率で認知症であり、１・０以上だと軽度の脳機能障害があるといわれています。ですから、須田孝夫さんの場合は軽度の脳機能障害がある状態（ＭＣＩ　Mild Cognitive Impairment：軽度脳機能障害）で、健常者と認知症の中間段階であることがわかりました。

日常生活には支障はないまでも、認知機能の中の「記憶」、「決定」、「理由づけ」、「実行」のどこかに問題が出はじめている状態でした。

認知症は脳内の神経細胞が死滅して脳の萎縮が進んだり、アミロイドβ-ホモシスチンによってシミがついたり、血管の働きが衰えたりすることで、「脳内ネットワーク」がうまくつながらなかったり、その結びつきが弱まったりすることで起こります。

症状としては、記憶力が低下したり、時間や場所の意識、読み書き、道具の使いこなし、物事の良し悪しの判断、計算などの能力が低下したりします。だんだんもの忘れがひどくなり、イライラして急に怒りっぽくなることも増えます。

せっかく、がんの手術を乗り切ったのに、今度は頭の病気になりかけていたのです。

ＭＣＩ（軽度脳機能障害）という認知症の初期症状を軽視すると、５年間で50％の人は認知症へとステージが進行するといわれています。

ちなみに、厚生労働省は、認知症とその予備群とされるＭＣＩ人口がすでに８６２万人存在すると発表しています。これは65歳以上の４人に１人という驚くべき数字です。

須田さんの治療を開始するとともに、楽しく歌う方法も実践してみてくださいとすすめました。それによって「**幸せホルモン**」の分泌が活性化し、認知症の治療効果を高めることができるのではないかと考えたのです。

「はじめに」で紹介しましたように、私（周東寛）は拙著『医者がすすめる「演歌療法」』（コスモ21）などを通して、カラオケで楽しく歌を歌うことで得られる適度の興奮とリラックス状態がドーパミン（生きる意欲をつくり出す）やエンドルフィン（ストレス解消に効果）などの脳内ホルモン分泌を活性化し、それが健康に良い作用をもたらすことを伝えてきました。

それによって自己治癒力や免疫力が高まり、自律神経の安定性も高まるため、患者さんにも楽しく歌うことをすすめてきました。私の手元にある臨床データを見るかぎり、とくに脂質異常症、高血圧症、糖尿病、心臓病、脳卒中、呼吸器疾患など、高齢者に多い生活習慣病の症状改善や予防に有効であることがわかります。

病院内に治療の一貫としてカラオケルームを設置（厚労省認定：医療法第42条）したのも、そのためです。

こうしたカラオケ健康法の効果に着目した私は、深刻な病気の術後に精神的に落ち込み、それがきっかけで認知症を発症しかけている患者さんにも、歌う方法を工夫すれば認知症の予防、改善に効果が期待できるのではないかと考えました。

須田さんも、私の病院のカラオケルームで週2回1時間ずつのグループレッスンに参加し、たくさんのお友達もできて、歌を楽しむことを覚えました。歌うことにより脳底動脈をはじめとする脳血管の血行が促進され、「幸せホルモン」の分泌も活発化したのでしょう。半年ぐらいでみるみる性格が明るくなり、顔色も良くなりました。

再検査してみると、HDS-Rテストが28点で、1・26だった脳の萎縮度（VSRADによるZスコア）は0・98まで改善されていました。何より、もの忘れがかなり改善されていたのです。

残念ながら胃がんのステージが進んでいたため手術後5年で亡くなられましたが、その5年間は奥様と仲よく幸せに暮らすことができたと奥様に喜んでいただきました。これは、他の治療はもちろんですが、楽しく歌うことも認知症の改善に効果的であったことを示していると信じています。

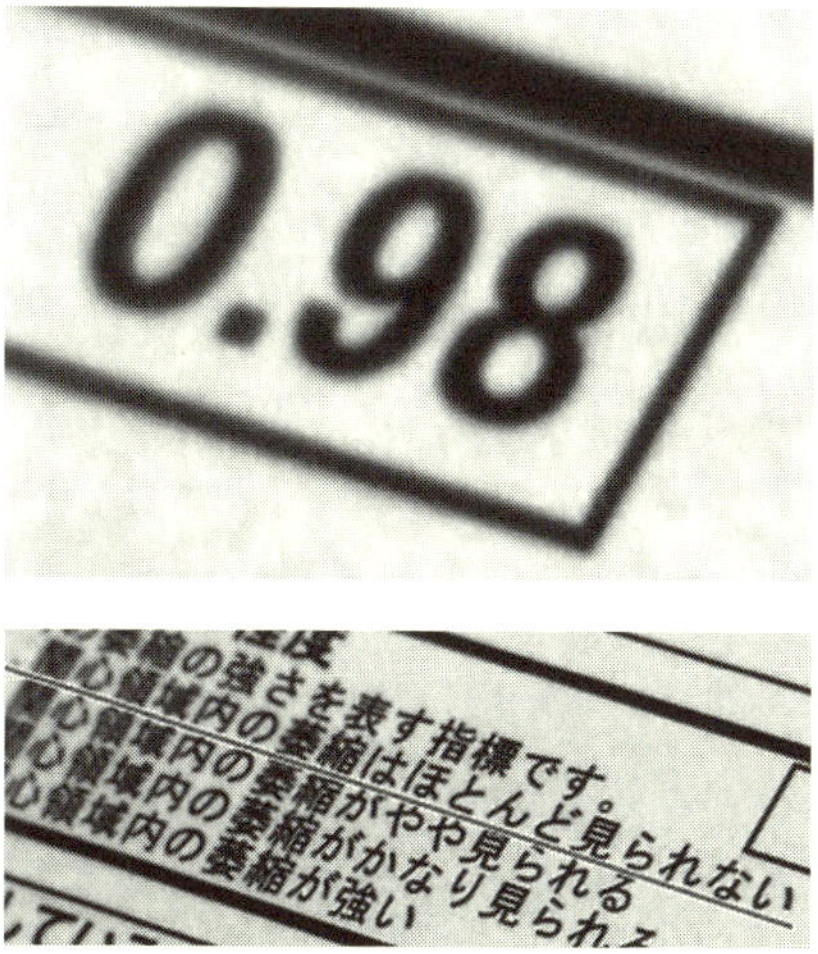

0.98
度
萎縮の強さを表す指標です
関心領域内の萎縮はほとんど見られない
関心領域内の萎縮がやや見られる
関心領域内の萎縮がかなり見られる
関心領域内の萎縮が強い

Zスコアが0.98に改善

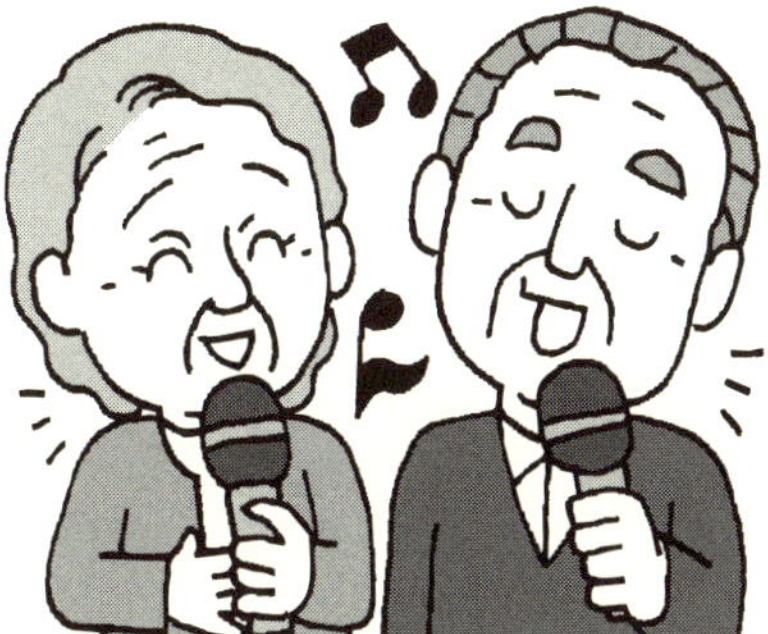

【コラム】歌を通して健康増進運動を進める

NPO法人「健康サポートまごの手」代表　斎藤恵理子

ＮＰＯ法人「健康サポートまごの手」は「戦国時代・真田家三代の里」長野県上田市で活動しています。心と身体の健康支援活動、介護予防の支援活動を通じて、地域の支え合い、生活の質の向上に貢献することを目的にスタートしました。

とくに歌と運動を組合せた音楽レクリエーション、健康カラオケは、上田市からの委託を受けて１００カ所以上の公民館で出前講座を展開してきました。会場はいつも明るい歌声と笑顔にあふれます。最近は男性の参加者が増えてきていますが、これも歌の持つ力だと思っています。

超高齢社会における健康づくりは「**楽しいから続けられる**」がキーポイントです。ですから、会場での歌はどなたにも楽しんでいただけるものにしています。

特養やデーサービスなどの支援施設を50回以上訪問しましたが、1時間のセッションでは一人も席を立ったり、徘徊してしまう方はなく、施設の方も驚くほどみなさんが集中してくださいます。

感動的なエピソードが数え切れないほどありますが、印象に残っているものをいくつか紹介します。

ある施設でそれまでは何をやっても反応の無かった利用者の方が『二人は若い』という懐かしのヒット曲を歌ったら、突然大きな声でいっしょに歌い出しました。昔の記憶が蘇ったのでしょう、側で声を掛けると「お父さん」と呟かれました。

ある公民館を訪れたとき、引きこもりぎみだった方が家族に付き添われて参加しました。『名月赤城山』のイントロが流れたときです、その方が「赤城の山も今宵かぎり〜」と名セリフを振り付け付きで語りはじめたのです。もちろん、会場は拍手喝采でした。ご本人もたいへん喜び、「毎回来るよ！」と元気で帰られました。

男性の参加者が増えているとお話ししましたが、ある特養のレクリエーションで、その方は童謡『七つの子』が大好きということがわかりました。普段はお風呂や着替えを嫌がっていたそうですが、次の日「カラスなぜなくの〜」と歌いながら接したところ、機嫌良く応じてくださったといいます。この歌が子どものころのことや母親のことを回想させたのでしょう。

自治会のふれあいサロンの支援では健康カラオケの日が大人気でした。全員が主役なので曲の選定や準備もお願いしますが、回を重ねるごとに段取りが上手になります。こうしたことがコミュニケーション力を高めるとともに、生活習慣の確立や維持にも繋がり、認知症の予防になるのだと思います。

ＮＰＯ法人では、住み慣れた地域で家族や顔見知りの方たちと元気に過ごせるよう、歌の力を活かした活動をこれからも進めていきたいと思っています。

2 失語症にも歌が効果的！

患者さんを診ながら、歌うことの効果を実感したもうひとつの症例があります。ある年の秋ごろに脳梗塞で倒れた佐竹知二さん（77才　仮名）のケースです。救急車を自分で手配して脳神経外科に入院し、点滴など約1カ月間の血流改善治療を受けたようです。しかし、軽い失語症が生じ、退院しても言葉が不自由で生きる希望を失いかけていました。

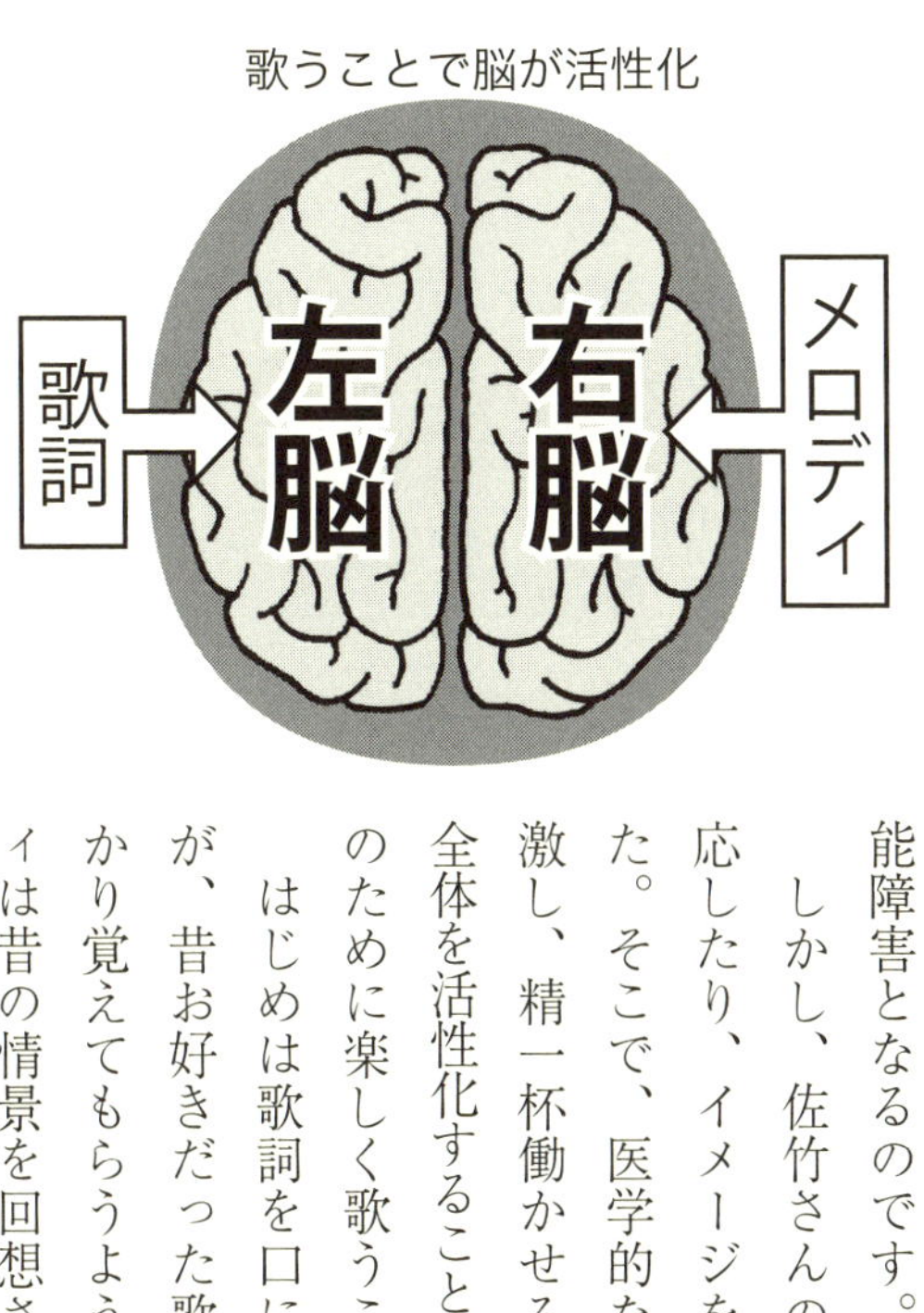

失語症は脳出血や脳梗塞などで脳にダメージを受けてしまって、言葉がうまく話せなくなったり、理解力が衰える病気です。言葉を話す能力は「左脳」によるものですが、ここが損傷すると話せなくなりますし、歌も歌えなくなります。いわゆる言語機能障害となるのです。

しかし、佐竹さんの場合は、音楽のメロディに反応したり、イメージを司ったりする右脳は健常でした。そこで、医学的な治療とともに、この右脳を刺激し、精一杯働かせることで脳の血流を改善し、脳全体を活性化することができないかと考えました。そのために楽しく歌うことに挑戦してもらいました。

はじめは歌詞を口にすることはできませんでしたが、昔お好きだった歌をよく聴いてメロディをしっかり覚えてもらうようにしました。懐かしいメロディは昔の情景を回想させてくれます。こうした回想体験が脳にはとてもいい刺激になります。

何回か聴いてメロディに馴染んできたら、歌えなくても歌詞カードや楽譜を目で追いかけてもらいます。そこでも、うまくいけば昔のことを思い出されてうれしそうにされます。そのうち、一言でも二言でも歌詞を声に出して歌うことができれば、そこから一気に言葉が出てくるようになります。

うまくいかなくても焦らずくり返します。少しでもうまくいったらほめると、とてもうれしそうにされます。人にほめられたり、ちょっとうまくいかず焦ったり、そうしたことが脳内の神経細胞を刺激し、脳内のネットワークが刺激されて活性化します。歌うというのは一見単調な行為に見えるかもしれませんが、その中には脳を刺激するたくさんのエクササイズが含まれているのです。

脳が活発に働くと、そのためにエネルギーが必要となり、たくさんの血液が脳に流れて糖と酸素が運ばれます。じつは、脳の重量は体全体のたった2%にすぎませんが、エネルギーは体全体の20%も必要であるといわれています。

佐竹知二さんは週に2~3回、私の病院に通院して、「脳神経刺激電気治療」と「点滴」に加えて、「腹式呼吸・あえいおう発声練習」と「カラオケ歌唱」をセットにしたトレーニングを行ないました。結局、ご本人の強い意志もあって、一言、二言歌詞が声になると、それからどんどん言葉が増えていきました。なんと半年後にはしっかり歌い続けられるまでになりました。

きちんと定期的に通いトレーニングするには、日程や場所を確認したり、服装など出かける前の準備も必要です。ですから、歌っている時間はもちろん、そうしたことにも頭を働かせることが必要です。

佐竹さんはこのトレーニングを通じて、しっかりと脳を刺激し、私の予想を超えて素晴らしく回復されました。言葉はほとんど元通りにしゃべれるようになり、今では高齢者の仲間に「カラオケの先生」として歌の指導までしています。

失語症と認知症は、脳のダメージ部分は違いますが、脳内の血流をよくし、脳細胞を刺激することがかなり有効です。そのために楽しく歌を歌うことはとても効果的です。しかも、歌うことで「幸せホルモン」分泌が活性化されれば、自然治癒力や免疫力が高まり、自律神経が安定化します。

【コラム】脳梗塞による失語症を発声練習で克服

音楽プロデューサー・音楽指導審査員　佐藤友治

若いころから歌が好きで、横浜の音楽堂で開かれた決勝大会をはじめ、いろいろな大会に出て優勝したこともあります。カラオケ教室を四つほど運営して歌の指導や大会の審査員もしていました。

しかし、2008年77歳のときに脳梗塞で入院してしまいました。その前の年、経営していた会社が倒産し、そのストレスや無理が良くなかったのでしょう。最初はひどい頭痛だなと思っていたのですが、痛み止めをたくさん飲んでも眠れないほど痛みがひどく、これはおかしいと思って救急病院に電話しました。

脳梗塞が心配なのですぐ診てほしいと伝えると、夜の10時半で受付が済んだから翌日にしてほしい、急いでいるなら救急車を呼んで近くの脳外科に行ってくださいと言われました。自分では普通に話しているつもりでしたが、すでに呂律が回っていなくて、何を言っているか聞き取れないほど状態は悪かったのです。

結局、朝まで待つことにしました。朝、洗面所の前に立つと、自分の顔がよく見えません。鏡が曇っているのだと思い、タオルで拭きましたが、それでもよく見えません。そのときは気づきませんでしたが、片方の目は完全に見えず、もう一方の目もかすんでいたのです。顔もよく見ると歪んでいるようでした。

すぐ救急車を呼ぼうか迷いましたが、その1週間前くらいに、同じマンションに住むご婦人が心筋梗塞で救急車を呼んだのに来るまでに20分くらいかかったのを知っていました。それで、救急車を呼んでも時間がかかると思い、自分で車を運転して脳神経外科病院へ行きました。

先生方はびっくりしていました。MRIで調べてもらうと、脳の毛細血管が詰まっていることがわかりました。翌朝まで点滴をしてもらい、もう一度MRIで調べてもらうと、毛細血管の血液の流れはある程度改善されていましたが、そのまま2カ月半ほど入院しました。しかし、なかなか症状は回復しませんでした。

何より歌うことが好きなのに、言葉が思うように出てこないのは本当に辛いことです。何とか言葉を取り戻し、普通に会話できるようになりたいと思い、発声練習をはじめました。毎朝4時半に起きて近所を散歩し、途中にある公園で「あえいおう」と毎日15分くらい続けました。

ある日、田んぼのあぜ道を歩いていると、田植え時期で土手が軟らかかったため転倒し、足を完全に捻挫して整形外科のお世話になりました。そのとき、まだ脳梗塞の後遺症があるので、もう一度しっかり検査することをすすめられ、周東先生のクリニックを紹介されました。先生は親身になって診察してくださり、なんとか元通りになることを目指して徹底的に治療しましょうと心強いお言葉をくださいました。これが私の復活のきっかけでした。

あらためてＭＲＩなどの精密検査をしていただき、通院で脳神経刺激電気治療と点滴、そして歌を歌う音楽治療をセットで指導していただきました。毎日の散歩と発声練習も続けながら、必死でリハビリしました。お陰様で2カ月ほど過ぎたころから少しずつ調子がよくなり、快方に向かったのです。話したい、歌いたいという気持ちが私を大きく力づけてくれましたし、先生はじめ仲間からたくさんのエネルギーをいただきました。

今は人前でも気持ちよく歌えるまでになり、90％以上の回復かなと自信を持てるようになりました。年を取ると声が前に出にくくなるので、毎日欠かさず腹式呼吸で発声練習もしています。あれから7年たちますが、普通に会話できるのはもちろんのこと、声は3オクターブまで出すことができます。声の調子で、その日の体調もわかります。

今病気と闘っている人も、自分の生命力を信じ、仲間とともに楽しく歌うことを続けていけば、きっと健康で明るく過ごせる日が訪れると思います。

3　仲間といっしょに楽しく歌うのがもっとも効果的

これまで私（周東寛）は、通常の医学的治療にカラオケで歌う療法を取り入れた治療を患者さんにすすめてきました。その間、多くの患者さんが改善していく姿を見て効果を実感していましたが、そんななかで、さらなる転機が訪れました。それは、作曲家であり音楽プロデューサーでもある山田ゆうすけ氏との出会いです。

みんながいっしょに歌うと参加者全員が盛り上がる『フレーフレー東京・世界を一

つに』という東京オリンピックの応援歌は、私が作詞し、山田ゆうすけ氏が作曲して誕生しました。

二人の出会いは、私（周東寛）が理事長を務める医療法人の主催する「健康まつり」に山田ゆうすけ氏がゲストとして参加されたことがきっかけです。山田氏は、その催しの中のアトラクションで以前から歌ってくださっていた珠木美甫さん（毎年NHKホールで開催される「パリ祭」に出演、高名なシャンソン歌手）の作品の作曲を担当していました。その関係から「健康まつり」に参加されたのです。

そのとき、以前から患者さんたちと歌っていたオリジナル曲『本当にありがとう』や『銀座でラブソング』などを参加者がみんなで歌う姿を見て感銘を受けたといいます。楽しく歌うことが健康管理や病気の治療の助けとして役立つことにもたいへん興味を持たれたようです。

二人は医師と作曲家という立場でありましたが、〝歌〟という共通言語を通じて語り合ううちに、私（周東寛）が長年提唱してきた「歌を歌うことで健康に！」というテーマについてともに考え、研究するようになったのです。

患者さんの「生きるモチベーション」を高めることが治療全体に有効ですし、認知症の予防や改善に役立つという立場から、どんな楽曲がより有効であるかを検討しました。

そのなかで衝動的に生まれたのが、東京オリンピックの応援歌として作った『フレーフレー東京・世界を一つに』です。東京オリンピックの開催が決定した日に私（周東寛）の中で思い浮かんだのが「フレーフレー東京」というフレーズです。そのあと、あっという間に歌詞を書きあげてしまいました。

その歌詞に山田氏が曲をつけてくださいました。最初は2020年に向けてみんなが盛り上がるような応援歌を作りたいという単純な発想でした。ところが途中から、2020年の東京オリンピックまでもっと元気に健康で暮らしましょう、オリンピックのときは元気で応援しましょうと、「生きるモチベーション」を高める歌にしたい、そんなふうに考えるようになりました。

最初の構想は、高齢者でも歌いやすいように、テンポはあまり速くなく、メロディも単純なものにする計画でしたが、ある程度テンポを速くして、若い人ともいっしょに歌えるポップ仕立ての曲にすることにしました。

具体的には、団塊の世代といわれる65歳以上の高齢者、そしてその子どもである30代から40代の人、さらにその子ども世代である10代から20代の人たち、つまり3世代にわたっていっしょに楽しめる曲です。

その結果、出来上がったのがテンポ96（1分間に96拍、ちょうど歩く速さくらい）のポップス感覚で歌える『フレーフレー東京・世界を一つに』です。高齢者にはちょっと速め、若者にはちょっと遅めに感じるかもしれませんが、ちょうど体が踊り出すくらいのテンポになっています。

まず、病院内にあるカラオケ教室で5、6名の方に歌ってもらいました。この歌は、明るくアップテンポな前奏があり、ポップス調のメロディで「感動と愛のステージ　世界を一つに〜♪」と歌いはじめます。ここでの言葉の符割りが細かく、やや速めのテンポのせいか、日頃ゆったりとした演歌や歌いやすくアレンジしたカラオケ曲に親しんでいる方は、少し付いていくのに苦労したかもしれません。

ところが、何度かくり返しているとメロディに馴染んできました。とくにサビであ

フレーフレー東京・世界を一つに

周東 寛　作詞
山田 ゆうすけ 作曲
杉山 直樹　編曲
周東 寛/山田 ゆうすけ 歌

♩=96
かんどうとーあいのステージせかいを ひとつに き
つなげーよーあいのちからでせかいにつたえよう に
うたおーよーあいのメロディへいわを となえて ち
ぼうーとーねがいをこめて いつつのわにたくす あな
ほんーのーもてなすぶんか せかいへひーろがる よあ
きゅうーのーみずとみどりを みんなでまーもろー あな
たのはなわたしのはなさきほこれくいなく あい
けのかぜめざめのかぜこのばしょでうまれる あつ
たのうたわたしのうたかなでよういっしょに ひろ
となみだをつよさにかえてー フフ
いいぶきをひかりにのせてー フフ
いあおぞらにいのりをささげー フフ
レーフレーとうきょうーこころひとつに せ
レーフレーとうきょうーこころひとつに せ
レーフレーとうきょうーこころひとつに せ
かいーがーひとつににせんにじゅうねん
かいーがーひとつににせんにじゅうねん
かいーがーひとつににせんにじゅうねん

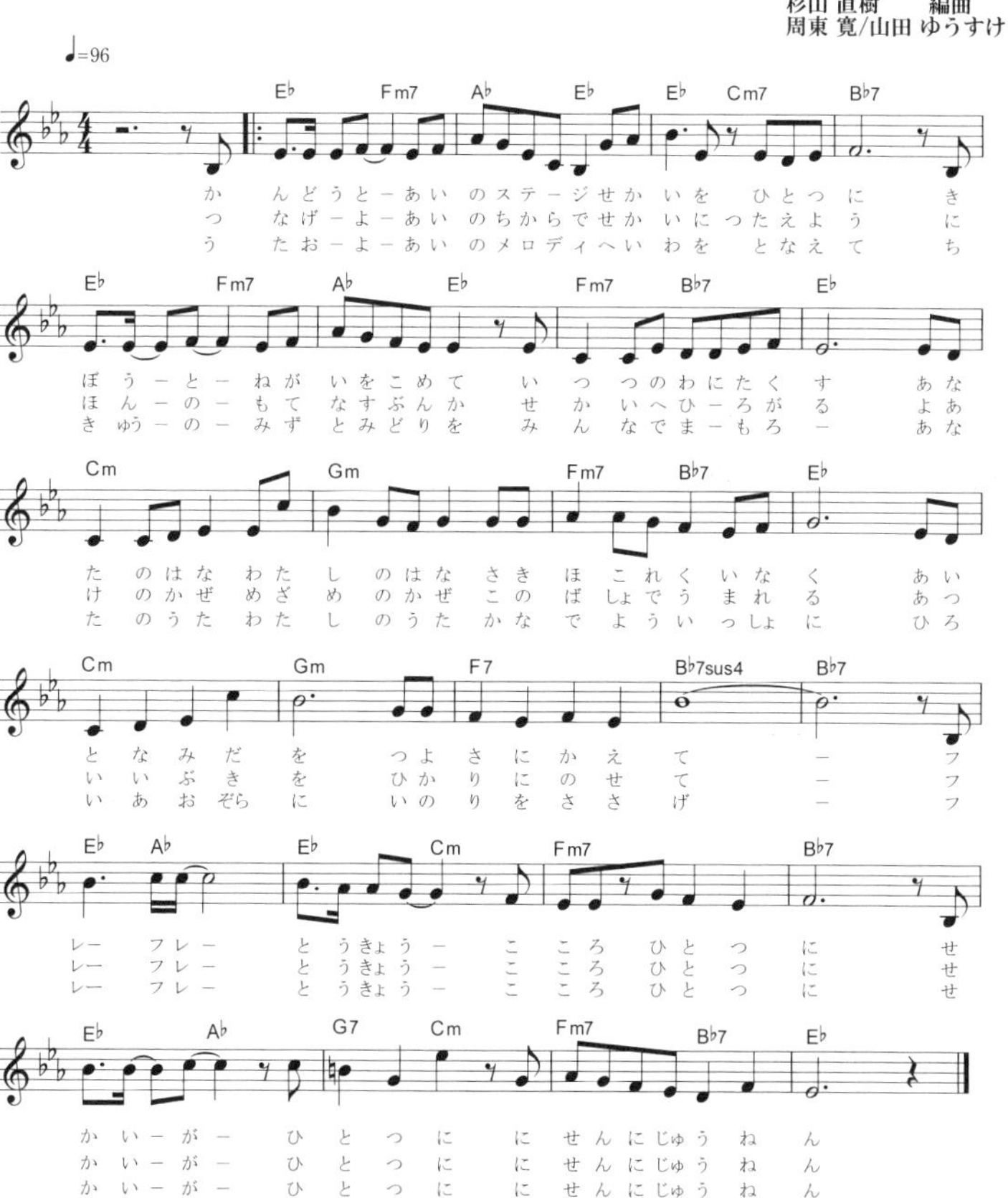

る「フレーフレー東京　心一つに　世界が一つに　２０２０年」のところに来ると、盛り上がって歌っています。

ここは、応援団の掛け声のようでもあり、高音でリズミカルに気持ちが高揚するように作られているメロディだからです。２０２０年東京オリンピックを応援する気持ちが込められたこの曲でいちばん大事な部分です。

曲全体を自然に歌えるようになり、このサビ部分が来ると、待っていたかのようにみなさんが「フレーフレー」と大きな声で歌います。手を掲げたりして自然に体も動きます。

本書に添付しましたＤＶＤを見ていただくとわかります（You Tubeでもご覧になることができます。https://www.youtube.com/watch?v=y-elzAbR5zQ）が、たくさんの方が参加して歌うと、みんなが指揮者を見ながら積極的に歌に参加している姿にびっくりします。ハーモニーの楽しさもあって、みんなで歌える素晴らしい曲になったのです。

この曲をみんながいっしょに歌う姿を見ながら、楽しく歌うことがいかに「生きることへのモチベーション」を高めるか、それがいかに健康管理や、もの忘れ・認知症予防と改善にプラスに作用するかをあらためて実感しました。

そのとき集まってくださった73歳のご婦人は、

「最初、ちょっと難しそうな曲だと思い、歌えないかなと思っていたけど、慣れてきたら楽しく歌えるし、〝フレーフレー〟の部分はいっしょに参加した友人も大きな声で楽しそうに歌っていました。それを見ていたら、私もますます楽しくなってきて、気づいたら大きな声で歌っていました」

と言っていました。

カラオケとダンス教室に通っている69歳の男性も、

「自分は踊っているからリズムには自信があると思っていたのに、最初は少しテンポが取れなくてまずいなと思っていました。それでも、サビの部分は最初から付いて行くことができました。サビが楽しくなると、ほかの部分のメロディにも少しずつ付いていけるようになり、楽しく歌うことができました」

と、うれしそうに感想を語ってくれました。

好きな歌を仲間と楽しく歌うことで興奮したり達成感を味わったりしていると、適度な興奮状態になり、心身がリラックスします。この状態が脳に適度な刺激を与えるので、ドーパミンやエンドルフィンなどの「幸せホルモン」がたっぷり分泌されます。

そのために効果的な歌の一つとして『フレーフレー東京・世界を一つに』はとてもいいと確信を深め、機会があるたびにこの歌を歌ってもらいました。病院内にある「カラオケ教室」や「ダンスクラブ」、「トレーニングジム」、「吹き矢クラブ」などに通っている方たち、さらに「老人ホーム」の見学に来られていた方たちにも紹介して歌ってもらいました。

やはり、みなさんとても楽しそうに元気いっぱい歌ってくださいます。サビの「フレーフレー」に来ると、大きく手を上げたり、元気いっぱい踊ったりしながら歌っています。しだいに笑顔もあふれてきます。

最初はおとなしく歌っていた人でも、「ちょっと恥ずかしかったですが、そのうち、やっちゃえ！　という気分になってきて楽しく歌えました」と話してくれました。町内会で歌いたいからと言ってきた方にCDを差し上げたこともあります。

フレーフレー東京・世界を一つに
歌　周東 寛/山田 ゆうすけ
周東 寛　作詞
山田 ゆうすけ　作曲
杉山 直樹　編曲

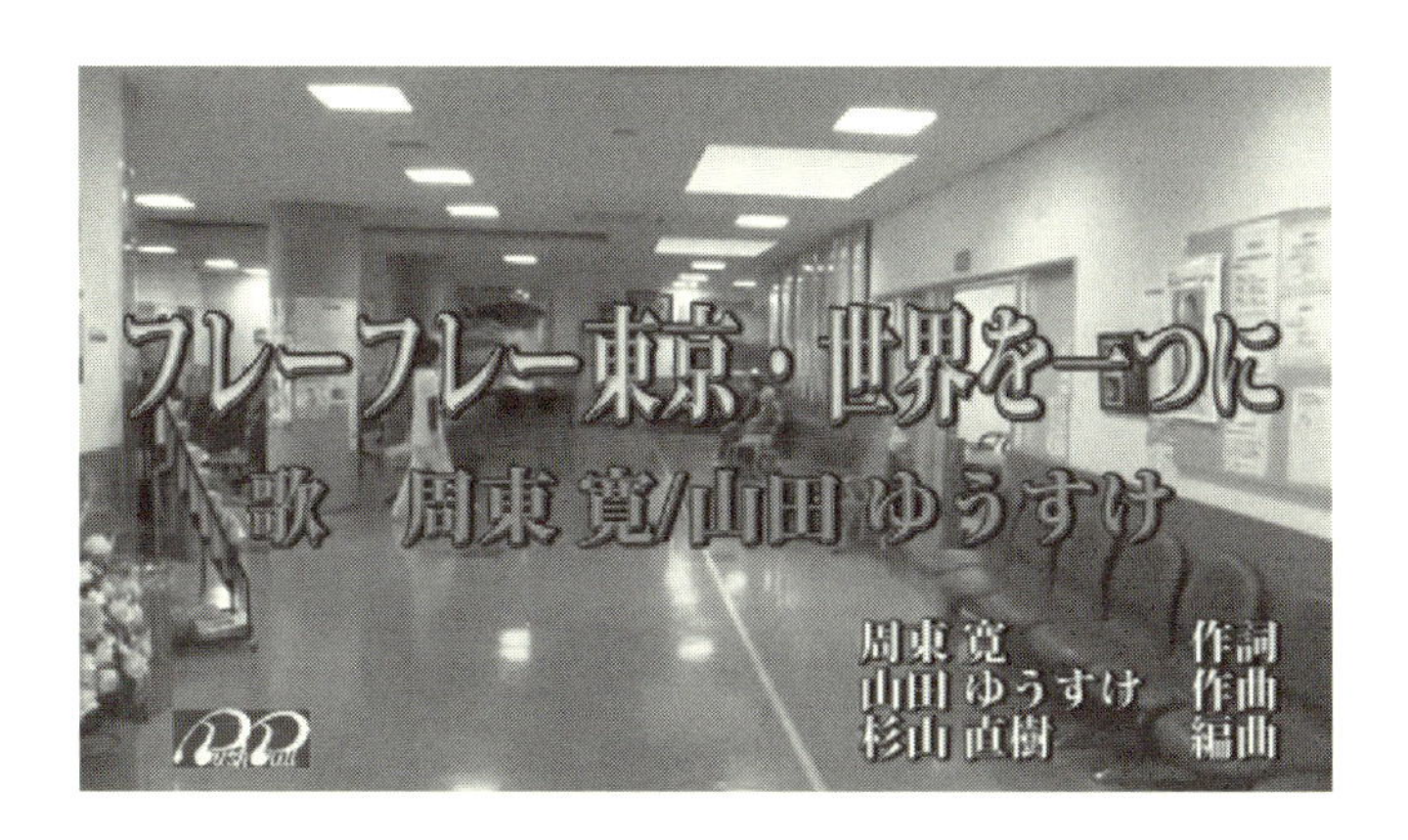

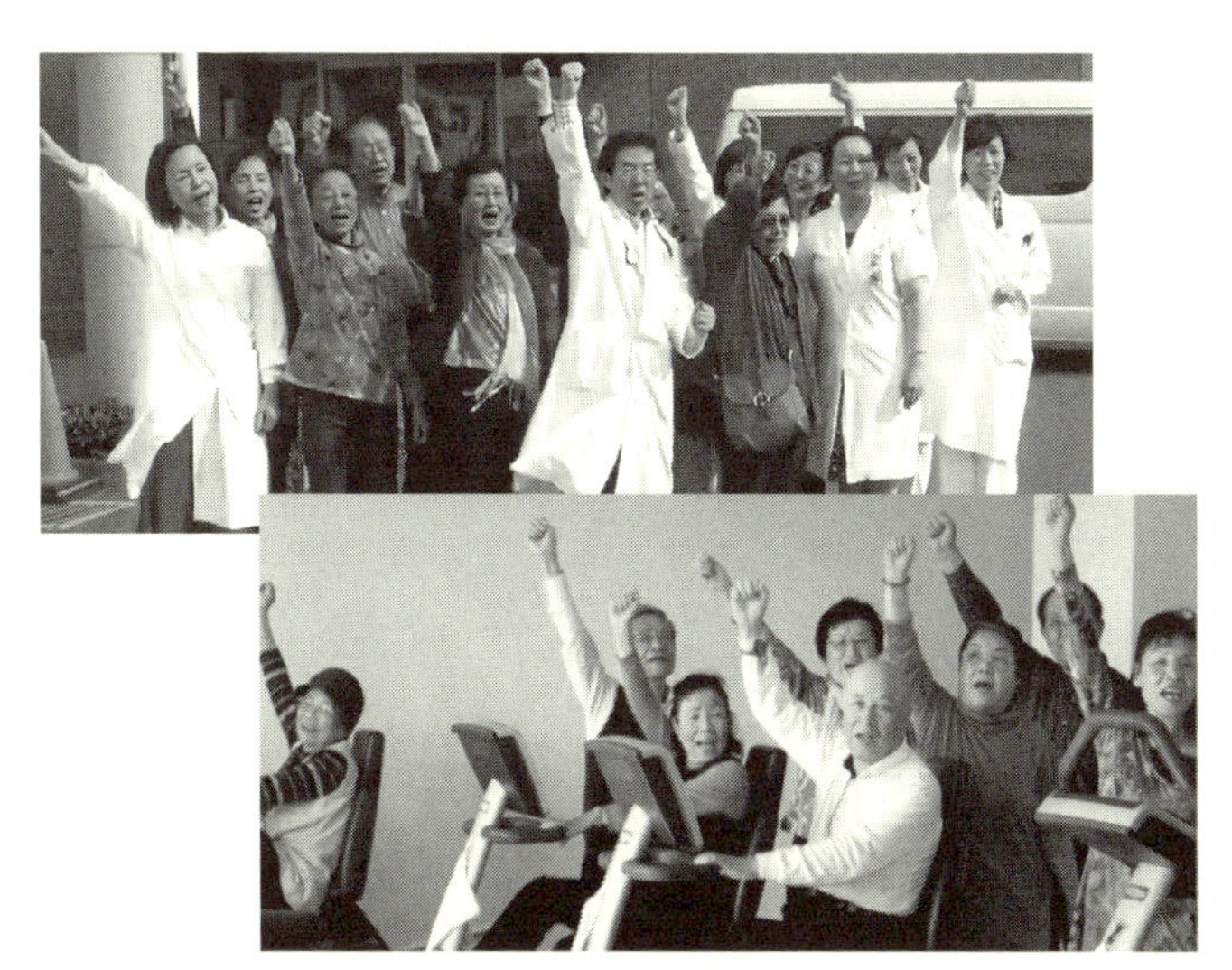

みんなで楽しく歌うと笑顔があふれる

「歌は健康にいい」だとか「リズム体操で歌って踊って」といったカリキュラムはたくさんありますが、『フレーフレー東京・世界を一つに』をみんなで合唱したときの一体感は他とは違う何か大きなエネルギーを感じます。そのこともあるのでしょう、高齢者にとっては少しハイテンポな歌であるにもかかわらず、80代、90代の方まで腕を上げて高らかに歌います。

じつは、この作品のテンポは1分間、96拍になっています。これは、ちょっと頑張っているときの人間の心拍のテンポであり、高揚感を感じやすいテンポなのです。一般的に行進曲（マーチ）のテンポは1分間に１２０拍前後ですが、高齢者がそこまで張り切って乗るにはちょっと速すぎます。しかし、96拍は、これくらいなら大丈夫かな？　とちょっと頑張る程度の拍数なのです。

『フレーフレー東京・世界を一つに』は最初からそれを狙って作ったわけではありませんが、結果としてこのテンポだったことは素晴らしい偶然です。

このテンポでみんなで歌うと、精神的にみんなで「ハイテンション」の状態になり、適度に脳を刺激してくれます。自然に体が動くので軽い運動にもなります。しかも、２

020年のオリンピック開催まで、元気でいようという目的意識を共有することができます。ですから、みんなでいっしょに歌うことがすごく価値ある歌なんだと、歌っているみなさんのエネルギーに触れるたびに実感しています。

たとえば、旅行をしたり、好きな本を読んだり、あこがれのスターの映画を楽しんだり……、こうして日常とは違うところに自分が置かれることを精神医学的には「非特異的変調作用」といいます。『フレーフレー東京・世界を一つに』を歌っているときも、そうした心理的効果が増すのだと思われます。

もちろん、各人がそれぞれ自分の好きな歌を歌う場合も効果はありますが、この歌のようにみんなでいっしょに歌ったほうがもっと効果的な場合もあります。

今から東京オリンピックを応援しよう、歌って踊って元気に生きて5年後のオリンピックを今から応援していこう。そんな気持ちで歌っていると、すでにオリンピックイベントの中にいるような気分になってきます。

しかも、みんなでいっしょに歌うということは、「周りの人を意識しながら歌おう」「周りに合わせて歌おう」「周りのテンポに遅れないようにしよう」「あの人、元気なさそうだからちょっと笑いかけてみよう」……そんなふうに頭を使います。そのことが脳に良い刺激を与え、認知症への予防や改善にも効果的であると思われます。

これはオマケ話ですが、みなさんはダジャレは好きですか？　私（周東寛）は大好きです。辛いことがあっても、ダジャレセンスで楽しい言葉に置き換えて表現すると、気持ちが明るくなりますし、人生を楽しく楽観的に生きる助けになると思っているからです。

じつは『フレーフレー東京・世界を一つに』のサビにある「フレーフレー」は、東京オリンピックが開催される２０２０年と掛詞になっています。二つの「フ」は2と掛詞になっていて、二つの「レ」は0と掛詞になっています。つまり「フレーフレー」は２０２０と掛詞になっています。

東京オリンピックが発表された瞬間に〝２０２０〟を〝フレーフレー〟に掛けてみようとひらめいたのです。

【コラム】歌っていると、みんなの心がつながってくる

ビクター歌謡教室講師　橋本 都

私は、笑い声が歌のいちばんの基本であると思っています。笑うと口が大きく開き、上下の歯が見えます。そのときの顔の表情がいいんです。この状態で歌うと声がよく出ますし、自然と腹式呼吸になります。

私の教室に通っている方は50代から80代です。みなさんが歌っている様子を見ていますと、何より表情がイキイキしてくるのがよくわかります。いっしょに歌っていると、みんなの心がつながってきて楽しくなります。ときには悲しいことも心を開いて話せる雰囲気ができてきます。

歌うことは、話す力を回復するのにも役立つようです。5年前ほど前、教室に通っておられた当時73歳のMさんというご婦人がいました。お嫁さんとの関係が良くなく、ある日ご自分の失敗をきつく言われたことがきっかけで急に言葉が出なくなってしまいました。病院ではアルツハイマーを疑われ、改善は難しいと言われたそうです。

私の教室に通いはじめたころは、何を話しかけてもボーっとしていて、説明したこともすぐ忘れてしまいました。ちょっとしたことで転んだり、つまずいたりと怪我も多かったようです。

それが、その後周東先生のクリニックで治療を受けながら、院内にあるカラオケ教室に通っているうちに、だんだんと症状が改善されていったのです。

その教室の仲間は努めてMさんに普通に接していました。何か忘れたときも「私だって最近よく忘れるのよ!」「私も同じなのよ!」と笑って、気にしない雰囲気をみんなで作り上げていました。本当に素晴らしい歌仲間です。

私はその教室で歌の指導をしていましたが、Mさんは口の開け方から50音の早口言葉などの準備運動をみんなといっしょにはじめました。そして、ご本人の思い出の曲などを中心に歌ってもらっていました。若いころの思い出につながる曲の歌詞は、とくに意識してご自分の記憶と重ね合わせ、懐かしさを込めて歌っていただくようにしていました。

最近では、みんなと楽しく歌う姿をよく見かけますし、笑うことも増えて顔の表情筋が活性化されたせいか、とても若々しく見えます。

「笑う門には福来たる」と言われるように、笑い声や笑顔こそ健康の源です。「喜怒哀楽」を表現していると、生きるエネルギーが満ちてくるのだと思います。

Mさんの変化を見ていて、歌には人の心の壁を取り払ってくれる力があり、人と人の心の絆を結んでくれる力があるのだと、あらためて確信したしだいです。

私自身も歌が大好きで歌と関わり続けてきましたが、それによっていろんな人との出会いに恵まれ、心のつながりを得ることができました。そうして生きていることと、健康でいられることに心から感謝しています。

2章

歌うことは
脳の活性化、認知症予防に直結！

1

歌うと脳の血行がよくなり脳細胞が活性化する

声を出すことは呼吸と関係しています。息を肺に吸い込み、それを吐き出すときの息で声帯を振るわせることで発声しているのです。とくに歌を歌うときは、普段おしゃべりしているときよりも大量の息を肺に吸い込み、吐き出すことで声帯を振動させなければなりません。

呼吸の主要な役割は、吸い込んだ空気から肺で酸素を取り込み、肺から排出される二酸化炭素を含んだ息を吐き出すことです。つまり、呼吸によって肺で酸素と二酸化炭素の交換を行なっているのです。歌うことによって、より大量の息が肺に出入りしますから、それだけ酸素と二酸化炭素の交換も活発に行なわれることになります。

肺に酸素が入って来ると、肺から出る物質の作用で血管が拡張され、酸素が血管内に取り込まれます。次に血管内の二酸化炭素を肺に排出するために血管は収縮します。ですから、酸素と二酸化炭素の交換が活発に行なわれるほど、血管の拡張と収縮は活

楽しく歌って**幸せホルモン**分泌！
3ステップで活性化！

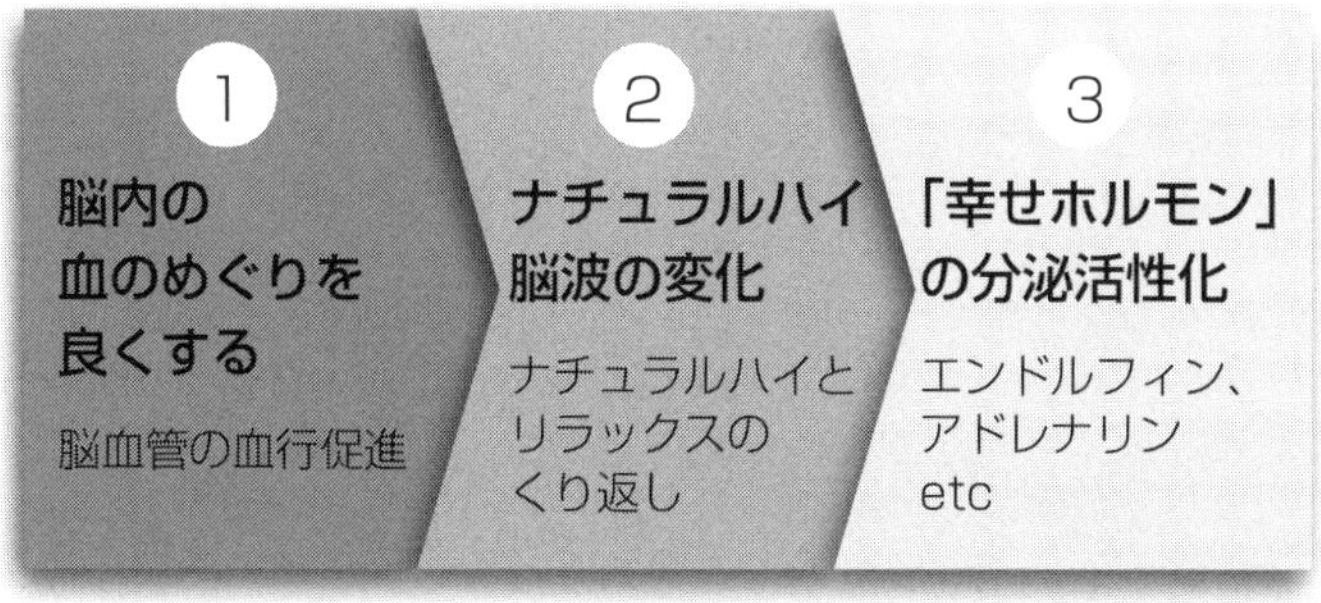

1	2	3
脳内の血のめぐりを良くする	**ナチュラルハイ脳波の変化**	**「幸せホルモン」の分泌活性化**
脳血管の血行促進	ナチュラルハイとリラックスのくり返し	エンドルフィン、アドレナリンetc

発になります。

歌うためにより大きく呼吸をすると、肺もより大きく膨らみ、勢いよく息を吐き出すことで呼吸系の筋肉や関節が大きく伸縮します。血管の拡張と収縮もより活発になり、血のめぐりが良くなります。もちろん、脳の血流もよくなることは言うまでもないでしょう。

しかも、先にお話ししたように、歌を楽しく歌うほど適度な興奮とリラックス効果が得られ、ドーパミンやエンドルフィンなどの脳内ホルモン（「幸せホルモン」）の分泌が活性化します。これらのことをもう少し医学的にわかりやすく整理すると、次のような作用が起こっていることがわかります。

①歌を歌うと脳底動脈をはじめとする脳血管の血行が促進される。さらに下垂体、視床、視床下部、脳幹、中脳などが刺激される。

②「ナチュラルハイ」と「リラックス」の状態のくり返しによって脳波が変化し、脳細胞の活動が活性化する。

③「幸せホルモン」である「ドーパミン」「ノルアドレナリン」「エンドルフィン」「アドレナリン」「セロトニン」「オキシトシン」など脳内ホルモンの分泌が活性化する。

④歌うことによって全身の血行が促進され、肺で取り込まれたより多くの酸素が全身に行き渡り全身の細胞に取り込まれる。これによって、「細胞活力」が高まり、健康が増進する。

さらに、歌うことはちょっとした有酸素運動になります。カラオケに関する調査では、1曲あたり約20キロカロリーのエネルギー消費になるという報告もあります。普段より深く呼吸することはもちろん、体も動かすので適度の運動にもなりますし、交感神経と副交感神経のバランスを整え安定させます。

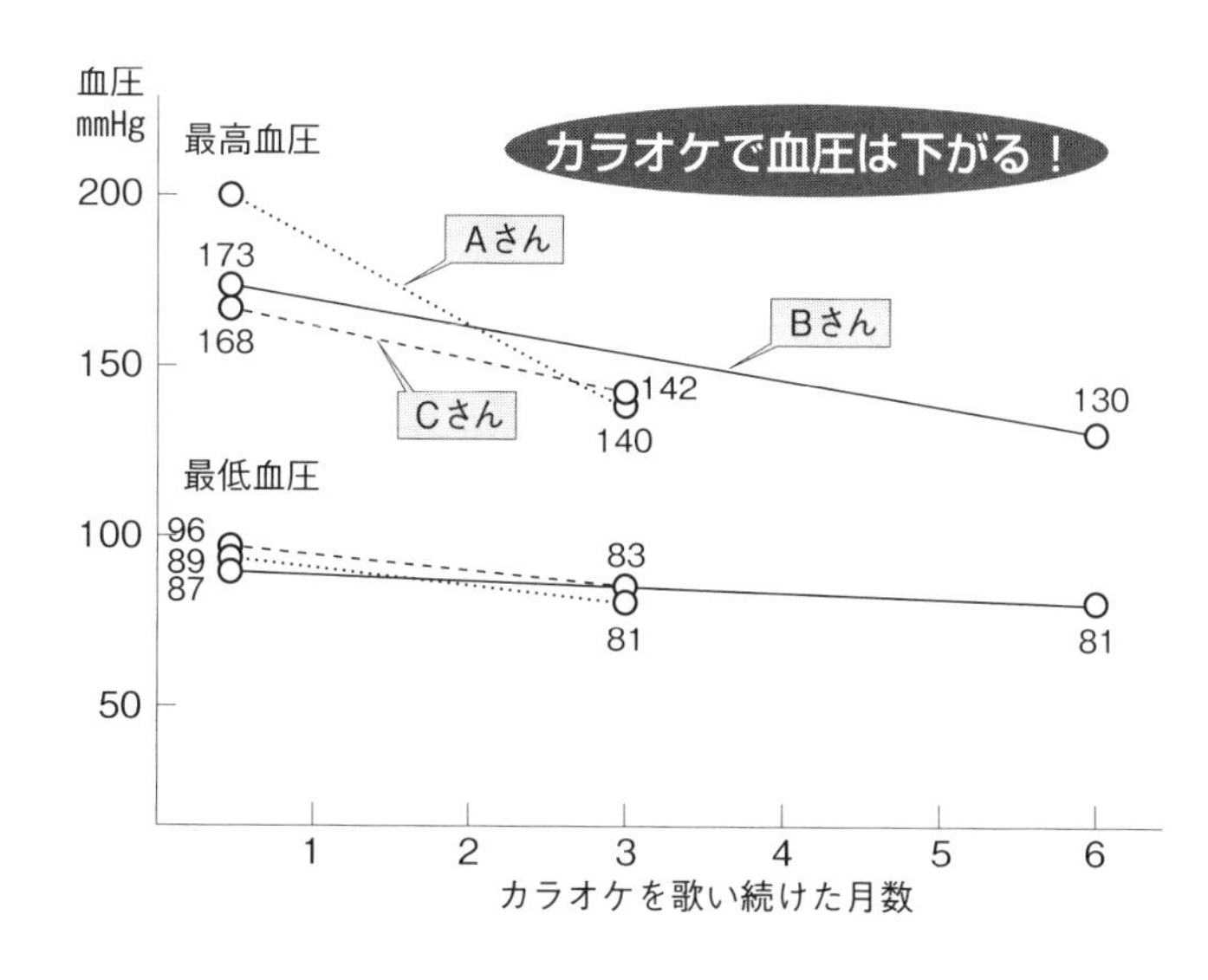

歌うことによるこうした作用が、高齢になるほど増える高血圧や中性脂肪の改善を促すことは十分期待できます。

上のグラフを見てください。これは３人の患者さんに協力していただき、カラオケを歌い続けたときの血圧の変化を示したものです。Aさん（男性66才）、Bさん（女性57才）、Cさん（女性53才）の３名に毎週２〜３回院内にあるカラオケ教室に通っていただき、それを３〜６カ月続けました。

最高血圧が２００もあったAさんは３カ月後には１４０にまで改善されていました。１６８あったCさんは３カ月後には１４２にまで改善されていました。Bさんについては６カ月後ですが、１７３から１３０にまで改善されていました。結果として、３名とも10〜30％の改善が認められたのです。じつは、同時に３名の中性脂肪の変化も測定していました。Ａさんは２０１㎎／㎗から１３６㎎／㎗と大きく改善していました。Ｂさんは２９３㎎／㎗から１５３㎎／㎗、Ｃさんは１８３㎎／㎗から１４９㎎／㎗と、やはりともに中性脂肪値が大きく改善していました。

認知症には脳神経の死滅や脳内血管の機能低下が深く関係していますが、それを防ぐには高血圧や中性脂肪値の改善も大切です。楽しく歌うことで、そうした改善効果が期待できるとしたら、認知症の予防や改善も大いに期待できます。何より脳の血行もよくしてくれますから、今後ますます増加が危惧されている認知症対策の一つとして、歌うことを取り入れるべきだと考えています。

2 「ナチュラルハイ」で脳波に変化が！

次は先の②で取り上げた、歌うことによって得られる「ナチュラルハイ」について見ていきたいと思います。「ナチュラルハイ」とは「自然なハイテンション」という意味です。心理学では「ハイテンション」は自己超越することを指し、一種のエクスタシー状態に入ることと理解されています。

走ることで精神的に高揚・満足感を得られることを「ランナーズハイ」といいます。また、ロックコンサートやスポーツの応援で興奮して大声を発することで得られる高揚・満足感は「大声ハイ」としてよく知られています。

「アルコール」や「たばこ」によっても一時的に手軽に「ハイ状態」をつくることはできますが、健康面のことを考えると、あまりおすすめできません。

カラオケで歌うことによる「ナチュラルハイ」で得られる開放感や爽快感、幸福感は、脳の活性化を促し、とくに脳波に強く作用します。人間の脳は電気活動をしていて、脳内には常に超微弱な電流が流れています。この電気活動を、脳の各部に設置した電極で記録したものが脳波ですが、これは気持ちの変化でも変わってきます。

脳波は周波数により分類されています。低い順にθ（シータ）波、α（アルファ）波、β（ベータ）波と大きく分類されます。α波は安静にしているとき、心身の状態

脳波と意識の関係

脳波	周波数	脳波形	意識の状態
β(ベータ)波	14～30ヘルツ		日常生活の意識状態
α(アルファ)波	8～13ヘルツ		集中、瞑想、リラックス、落ち着き
θ(シータ)波	～7ヘルツ		ひらめき、睡眠、ぼんやり

が安定しているとき、リラックスして落ち着いたときに発生しています。一方、β波は興奮したり、緊張したりしたときに発生します。脳波にはさらに周波数の高いγ（ガンマ）波という領域まであります。

次頁のグラフは、私が提唱する「カラオケ健康法」が２０１３年5月16日に、テレビ東京「ＮＥＷＳアンサー」で紹介されたときに取り上げられた臨床測定データです。

ご婦人（70歳）がカラオケを歌う前の脳波と大好きな懐メロを元気いっぱい歌った後の脳波を比較したものです。

グラフを見ると、α波とβ波が15～20％ほど見事にアップしていることがわかります。これを見ても、歌うことによる高揚感、つまり「ナチュラルハイ」

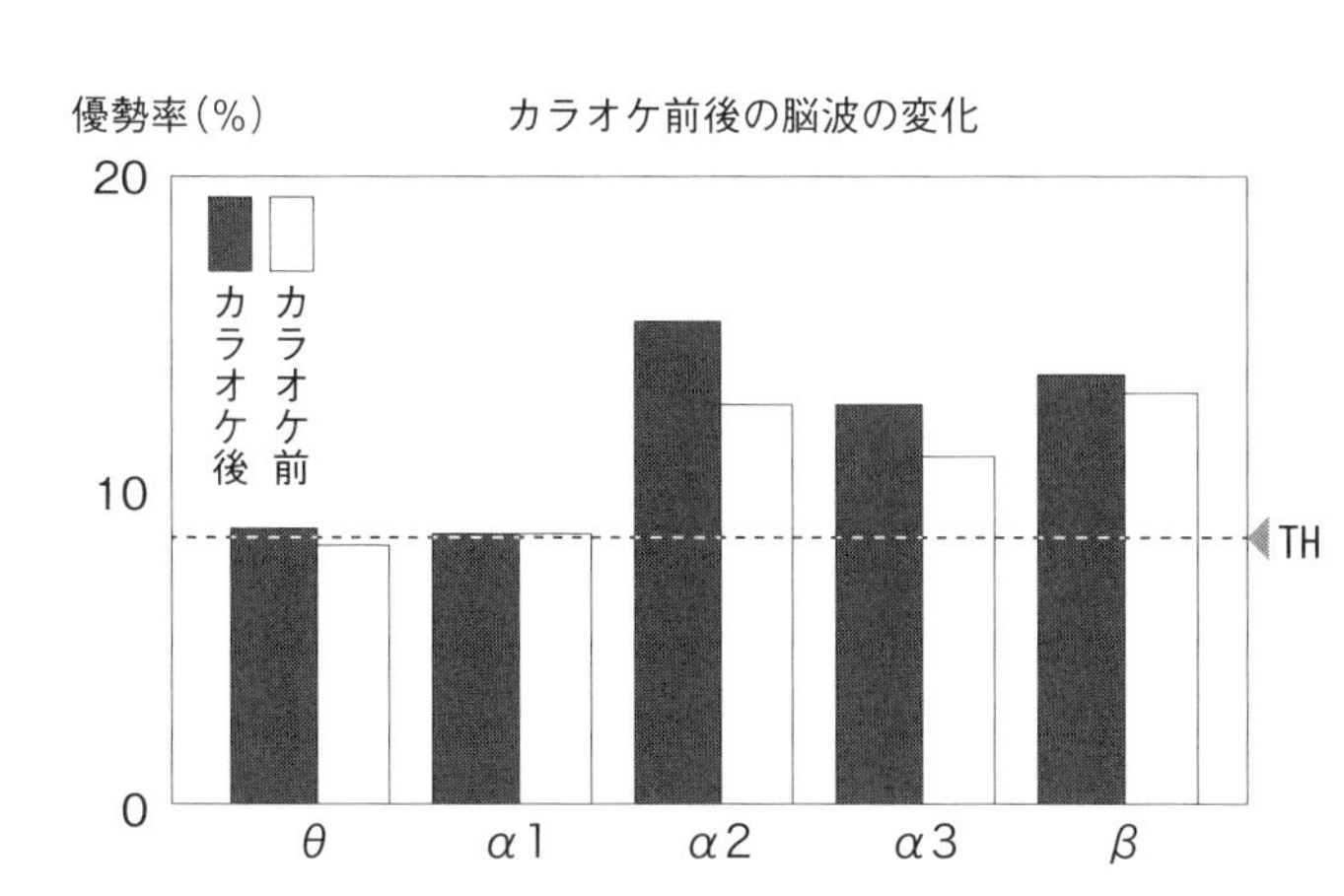

によって脳波の変化が起こっていることがわかります。

ここに登場したα波は、19世紀後半にドイツの生理学者ハンス・ベルガーによって発見されたといわれています。とくに心身がリラックスしているときに発生します。

β波は、適度の興奮や緊張状態のときに、より多く発生します。

グラフでβ波がアップしているのは、歌うことで、このご婦人の脳に心地よい興奮と緊張がもたらされていることを示しているのです。しかも、この状態は、歌い終わると、その満足感でこのβ波はα波に変化します。

こうした脳波の変化からわかることは、それによって脳細胞の活動が活性化していることであり、そのことが認知症の予防や改善に役立つと期待できることです。

3 「幸せホルモン」の増加で「幸せループ」ができる

ここまでのお話をまとめますと、歌うことで脳の血行がよくなり、ナチュラルハイによって脳波が変化し、幸福感を増してくれる「幸せホルモン」の分泌も活発になります。その結果、高齢になっても元気で満足感のある人生を生きる**「幸せループ」**ができるのです。

このことを医療現場で治療に組み入れたいと考えてきた私（周東寛）は、十数年前から多くの患者さんに歌うことをすすめてきました。

クリニックを訪れる患者さんがよく訴える症状が「体がだるい」「疲れが取れない」「気力がない」「体が痛い」「腰が痛い」「肩、首が凝る」「足が痛い」「体がしびれる」「息切れがする」といったものです。

年を重ねてくると起こりがちな「負」のループ

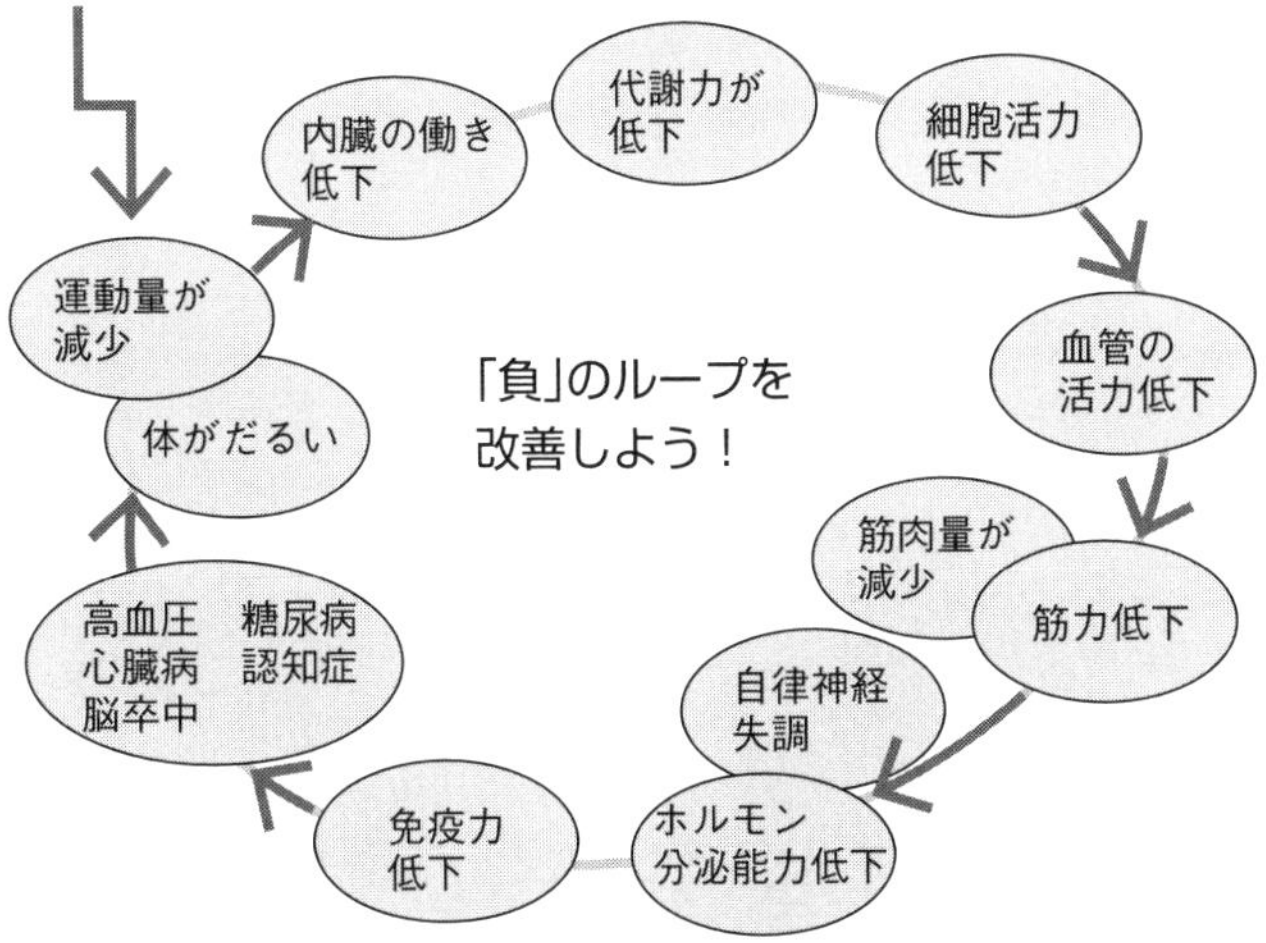

内臓の働き低下
代謝力が低下
細胞活力低下
血管の活力低下
筋肉量が減少
筋力低下
自律神経失調
ホルモン分泌能力低下
免疫力低下
高血圧　糖尿病
心臓病　認知症
脳卒中
体がだるい
運動量が減少

「負」のループを改善しよう！

年を取ると体がだるくなるのは、ホルモン分泌の低下、動脈硬化、筋力低下、神経伝達力の低下、骨力の低下などが総合的に関係しています。

また、体の痛みやしびれは血流低下による酸素不足で筋肉や神経が過敏に反応しているとか、神経細胞の衰弱や臓器の部分的破綻で生じているといったことが考えられます。

こうした症状によく見られる現象は、次々と別の症状を引き起こすことです。どんどん健康になるという流れを「正」のループとすれば、これは「負」のループという悪循環に陥っているということです。体調不良や痛みを訴える高齢者の場合は、このような悪循環をくり返していることが多いのです。

ここから抜け出すためにまず大事なことは、目の前で起こっている症状を改善する治療をすると同時に、「年を取ったら当たり前」と後ろ向きに考えないで、まだまだ元気に生きていけると「前向きになる」ことです。そのために、私（周東寛）が常々患者さんに、ぜひ意識してほしいこととしてお伝えしていることがあります。

・薬の効果が体の隅々までよくいきわたるように血流を良くする
・いずれは、薬に頼らない健康な体を自ら作り上げていく

この二つを達成できるよう私もお手伝いしますし、患者さん自身にも努力してもらっています。

私（周東寛）は、「負のループ」から脱却するためのきっかけとして、楽しく歌を歌うことをすすめています。それによって脳波が変わると沈んでいた気持ちが落ち着き、

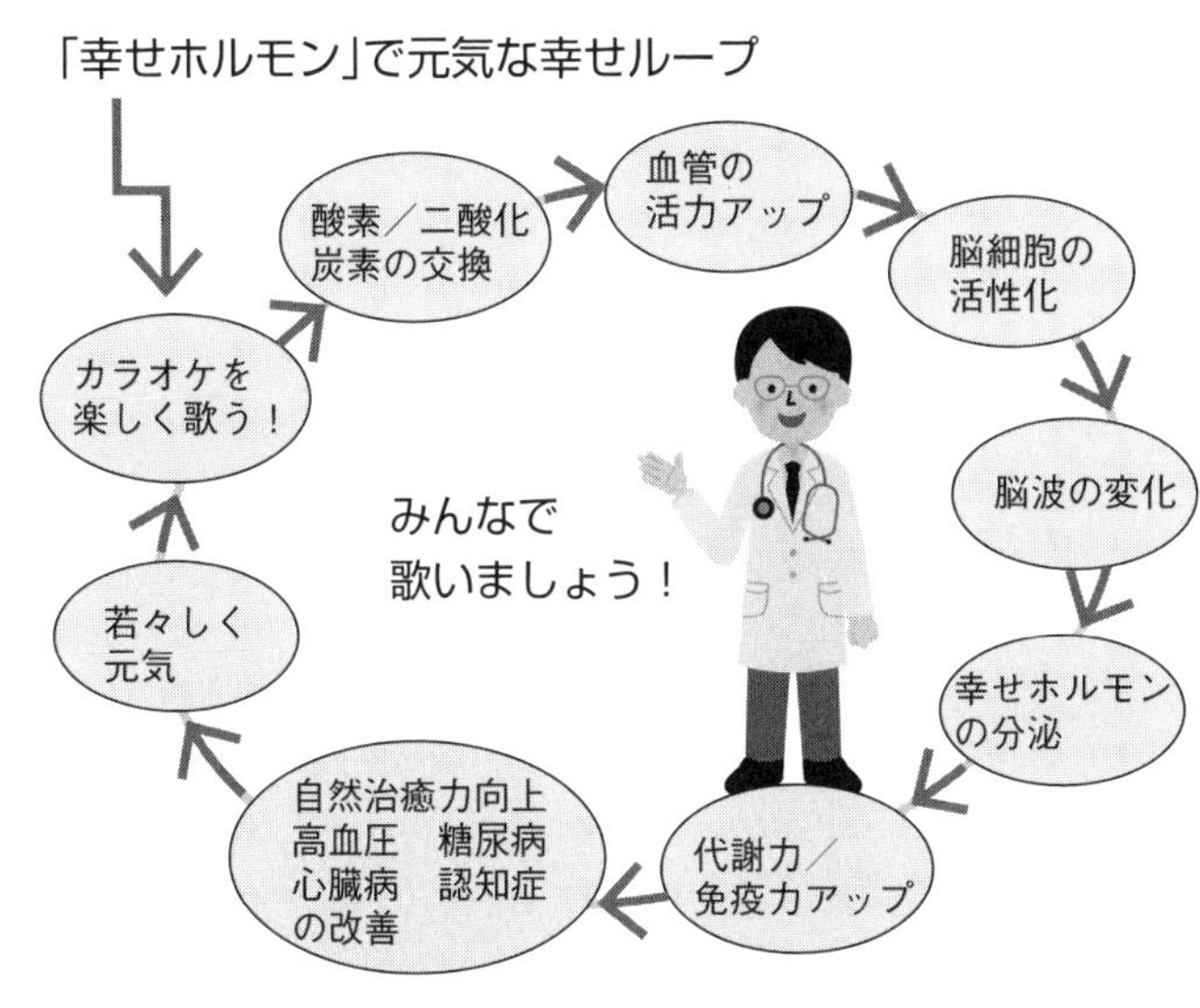

前向きな考え方を持ちやすくなりますし、これまでお話ししてきたような健康効果も得られます。

これは、総合臨床医として長い間多くの患者さんと接してきた経験と研究による結論です。

上の図にあるように、楽しく歌っていると、脳波が変化し、「幸せホルモン」の分泌が活性化します。それが、認知症の予防や改善につながることはこれまでお話ししてきたとおりです。

ここで「幸せホルモン」について、もう少しお話ししておくことにします。これは「エンドルフィン」「ドーパミン」「ノルアドレナリン」「アドレナリン」「セロトニン」「オキシトシン」といった脳内ホルモンを指しています。

まず「エンドルフィン」には、痛みを和らげてくれたり、気分を良くしたりする作用があります。

「ドーパミン」と「ノルアドレナリン」は、心地よい興奮と爽快感をもたらし、沈んだ気分を高めてくれます。

これらのホルモンが活性化すると、「アドレナリン」の分泌も増えます。このホルモンには、血糖値を調節する、心臓機能を強化する、末梢血管の血流を促進するといった作用があります。

「セロトニン」には「ドーパミン」と「ノルアドレナリン」のバランスを保つ働きがあって、このホルモンが分泌されると感情のコントロールがしやすくなり、心が穏やかになります。いわゆる〝癒し〟を感じることができます。自律神経を整えてくれる作用もあります。

「オキシトシン」は脳の下垂体後葉から分泌されるホルモンで、精神的には〝信頼する

●カラオケでホルモン分泌が活性化

・エンドルフィン

モルヒネと同じ化学構造をもち、交感神経を鎮静化する働きがある。

エンドルフィンという言葉は、「エンド（内生）」と「ルフィン（モルヒネのルヒネの部分）」が一つになったもの。

・ドーパミン

脳の神経細胞の興奮を伝達するのに重要な働きをする。アドレナリンやノルアドレナリンの前駆体。

・アドレナリンとノルアドレナリン

交感神経の末端や副交感神経系などに広く分布し、興奮を伝達する神経伝達ホルモンで、アドレナリンには血圧や心拍数を上げる効果がある。ノルアドレナリンはアドレナリンの前駆体。

・セロトニン

脳内の神経伝達物質の一つ。ドーパミン、ノルアドレナリンの働きをコントロールし、心を安定させる効果がある。

気持ちを強める〟といわれています。性や妊娠、出産、授乳などにも関わっており、ストレス軽減、痛みの軽減、学習効率を高めるといった働きもあります。

これらの脳内ホルモンの働きを総合したのが「幸せホルモン」の働きで、精神面では、**なんとも言えない心地よさを得られる、活力が湧く、ストレスが解消される、解放感や爽快感が得られる、幸福感を得られる**というのがその特徴です。

さらに生理面では、**「代謝力アップ」「細胞の活力化」「血管の活力アップ」「小腸の活力アップ」「筋力アップ」「免疫力アップ」「自然治癒力アップ」**などが期待できます。

私（周東寛）は、「負のループ」から「幸せループ」へと変換するには、この「幸せホルモン」の働きがとても重要であると考えています。

最近発表された学説では、筋肉の運動は痛みが少しあったほうが良いといわれています。筋肉が部分的に痛むと、「マクロファージ」と呼ばれる白血球が痛んだ部分を治そうとして反応し、血流も活性化します。鍼で刺激して痛いところを治すのと同じですが、このとき「エンドルフィン」などの「幸せホルモン」が増加して痛みを和らげようとします。

また、筋肉が痛むとその30分後くらいには脳内のホルモン分泌を補おうとしてたんぱく質が補われ、「幸せホルモン」の分泌が活性化します。

こうしたことから、運動によって筋肉を刺激すると「幸せホルモン」の分泌が活性化することがわかりますし、それによって脳が活性化します。ですから、適度な運動をすることは認知症予防や改善にも役立つことが期待できるのです。

歌うことも適度な運動になりますから、この点でも楽しく歌うことは認知症の予防や改善に大いに期待できます。

【コラム】歌うことは「幸せホルモン」の分泌につながり、若返る秘訣である！

フレンド歌謡教室講師・健身会カラオケ教室講師　西條　徹

趣味を持ったり、何か習い事をされている人は年を重ねても若いと思います。私もカラオケ教室をはじめて20年になりますが、教室に通っている方の中には15年以上続けている方が10人ほどいらっしゃいます。だいたい70歳から80歳くらいですが、みなさん本当にお元気でとても若いですね。

みなさん、人前でも堂々と歌われますが、その度胸とか自信が若返りにつながっているようです。

そんな姿を見ていて、少々の失敗や上手下手を恐れず、これはと思ったら何でもどんどんやってみたほうがいいし、歌うことも同じだと教えられました。

歌うときは、いっぱい空気を吸い込み、ゆっくり吐きながら声を出します。それで空気をいっぱい体に取り込むことができますし、筋肉のトレーニングにもなります。リズムに乗って歌っていると体も動きます。

とくに演歌の歌詞はだいたい30歳前後の人間を主人公にドラマが描かれています。

ですから、歌うときはその主人公になりきったつもりで歌うことをすすめています。
自分がドラマの主人公になるには、70歳でも80歳でも若いときを思い出し、ドラマチックに演じなければなりません。恥ずかしかったり、勇気がいるかもしれませんが、そのドキドキやときめきが、いつも周東先生が提唱されている「幸せホルモン」の分泌につながり、若返る秘訣だと確信しています。

気が若くなり、精神的にリフレッシュされるだけでなく、酸素をたっぷりと吸い込んで発声し、体いっぱいで表現することは体の健康にもとても有効だと思います。
教室では、演歌に振り付けをして歌ってもらうことがあります。男性が女性の振り付けで歌うこともあります。恥ずかしがる人もいますが、うまくできると拍手が起きます。これがとても刺激的な体験になっています。

デュエットで歌ってもらうこともあります。一人で歌うより抵抗が少ないですし、気持ちが和みます。

誰かが一生懸命歌っているときは、みんなでしっかり聴いてあげることを大切にしています。そうしますと、歌い手はみんなの視線を感じながら歌うことになります。疑似スター気分を味わうこともできて、気持ちが高揚します。

歌詞にある悲しさとか喜びの気持ちを表現するには、感情を高ぶらせて歌うことが大切です。歌詞の意味をよく味わってドラマチックに歌うことが、気持ちを若返らせてくれるのだと思います。

4 認知症の中核症状を予防・改善する

「記憶障害」、「見当識障害」、「理解・判断力の障害」、「実行力障害」などが認知症の代表的な中核症状です。

これらの症状一つひとつの予防や改善に歌うことを活用すると、とても良い効果が得られます。

まず歌うためには、歌詞を読んで言葉を発しなくてはなりません。しっかり歌うためには歌詞をある程度覚えなければなりません。そのために何度もくり返して歌詞を覚えることが記憶障害の予防に絶対的に効果があります。

メロディもそうです。音の高低、テンポなどをしっかり頭に入れないとうまく歌えません。そのための作業が脳細胞へとてもいい刺激になります。

もっと積極的に歌を覚えようと思い、カラオケ教室などに通うことになると、「何曜日にレッスンがある」、「何時から何時までだったか」、「どこが会場か」といったことを考えないといけません。それらが見当識障害、理解・判断力の障害、実行力障害への予防に役立ちます。

同じことで言えば、料理も認知症予防に有効とされています。メニューを考える、買い物をする、料理の準備といったことが脳を効果的に刺激するからです。

カラオケ教室や料理にかぎらず目的を持って計画を立てて行動するには、それなりに頭を使い、さまざまなやりくりや工夫が必要です。そのすべてが脳の活性化にとてもいいのです。

カラオケ教室で発表会やカラオケ大会があり、出場する機会があれば、そのための準備や本番で人前で歌うことがさらに脳を活性化してくれます。

認知症の中核症状のなかに「感情表現の変化」という項目があります。自分の感情を表現したとき周囲の反応が読めない、相手の表情や感情がわからないといった症状ですが、これを改善するには何より人との関わり合いを豊かにすることです。人を意識し、自分を意識しながら感情を交えることが「感情表現の変化」の改善にとても有効なのです。

　クリニックが毎年主催する「健康まつり」のカラオケ大会に参加する方たちを見ていますと、しっかり歌

●認知症の代表的な症状

記憶障害	・一度にたくさんの情報を捕らえることができず物覚えが悪くなる。必要な情報もうまく探し出せず手間取ったり、思い出せない。「朝何を食べたか？」「あの人は誰だったか？」 ・重症になると、今聞いたことを忘れるだけでなく、昔の記憶も失われていく。
見当識障害	・現在の年月や時刻、自分はどこにいるかなど基本的な状況を把握する能力が衰えてくる。「ここはどこ？」「今何時？」、食べたばかりなのに「ご飯はいつ？」 ・時間に関する見当識がぐらつくと、長時間待つとか、予定に合わせて何かを準備したり、待ち合わせ場所を約束することができなくなる。「迷子になる」「お手洗いがわからない」「自分の年がわからない」
理解・判断力の障害	・ものを考えることの障害で、理解、判断力が遅くなる。 ・二つ以上のことが重なるとうまく処理できず、一度に処理できる情報の量や、質が低下する。何度も「もう一度言って？」「ちゃんとやったのに…？」 ・些細な変化、いつもと違う出来事に対応できず混乱する。
実行機能障害	・計画を立てて行動できないので、いらないものをたくさん買ったり、買ったものを忘れてまたムダ使いしたりする。買い物、家事、台所仕事は難しい。 ・家計を考えた生活や、人の面倒を見ることも難しい。
感情表現の変化	・自分の感情を表現した場合の周囲の反応が読めない。 ・相手の表情や、感情がわからない。 ・記憶障害、見当識障害、理解・判断力障害のため周囲からの刺激や情報を正しく理解対応できないため、時として周囲の人が予想できない感情の反応や動揺を示す。

厚生労働省ホームページ　「認知症の症状－中核症状と行動・心理症状」
出典：認知症サポーター養成講座標準教材（特定非営利活動法人地域ケア政策ネットワーク全国キャラバンメイト連絡協議会作成）

っていい成績を出したいという意欲に溢れていますし、舞台衣装もしっかり準備してステージに立ちます。ときには、あの人に負けたくないという競争心やジェラシーも加わり、それが良い刺激になります。

ステージ上にはカラオケのディスプレイも設置してありますから、そこに映し出されている歌詞テロップを見ながら歌うことができます。でも素敵に歌うには、目の前の画面を見ながら歌うのではかっこ悪いと思いはじめます。自分の歌をみんながうまいと褒めてくれたらどんなにうれしいことか、どんなドレスを着て出場しようかと、人の目や耳を意識することが脳にとても良い刺激になるのです。

よく、独居老人の問題が報道されますが、社会と関わりを絶って自分一人の生活のなかに閉じこもることは認知症発症のリスクを高めます。これまで、ただ「歌う」だけでなく「楽しく歌う」ことが大切だと強調してきたのは、「楽しく」歌うには、一人よりもみんなで歌うほうがいいからです。それが脳にとても良い刺激になるからです。ご夫婦やご家族、お友達、サークルなど仲間を作って、ぜひ楽しく歌ってください。

【コラム】元気に明るくみんなで歌いましょう！

青木栄子演歌塾講師、健身会カラオケ教室講師　青木栄子

「元気に明るく、みんなで楽しく歌いましょう！」をモットーに若い方から高齢者まで幅広くいっしょに楽しめる歌謡教室で指導をさせていただいています。私の教室にも、年を重ねて体の不調や病気の話題が多くなる人がいます。でも、気持ちようで人は幸せにも不幸せにもなるんだなと思うことがたくさんあります。

約2年半前から歌の指導をはじめた、当時78歳のA子さんは、見た感じはまったく普通です。ところが、ときどきレッスンに来なかったり、お友達との約束を守らなかったりと、「もの忘れ」が目立つようになってきました。

最初は周りのみんなも違和感を持ち、そのことには触れないように接していたのですが、これはよくないと思い、みんなで彼女をやさしく支えていくことにしました。

「明日は教室ですよね、いっしょに行きましょう！」とか、何か忘れて失敗しても「私も同じで最近よくあるのよ」「みんな年取ったらいっしょよねぇ！」と積極的に

語りかけました。彼女を特別視しない、のけ者にしない、普通に接することに努めました。周りのそんな気持ちが伝わったのかもしれません、ちょっとくらい失敗しても気にせず、大きな声で元気よく、みんなといっしょに歌うようになりました。

最近もときどきもの忘れはあるようですが、生活に影響するほどではなくなり、今年からは20歳のお孫さん（男性）と暮らしはじめています。食事などの世話をしたり、週2回の歌のレッスンに加えて、「グラウンド・ゴルフ」のサークル活動にも参加したりしています。

元々長い間独り暮らしをしていましたし、人との触れ合いが少なく、体を動かすことも、出かけることも減っていました。それで認知症になりかけていたのかもしれません。認知症はなりかけの時期が大事だと周東先生に教えていただきましたが、A子さんの場合はその時期に歌の仲間ができたのがきっかけで積極的に人と関わり合いを持つようになったため、症状が進むのが抑えられたのだと信じています。

彼女が最近よく言います。「みんなと集まって大きな声で元気いっぱい歌えるってホント幸せ！」。みなさん、元気で明るく大きな声で歌いましょう！

3章

この歌い方が脳の刺激に効果的！

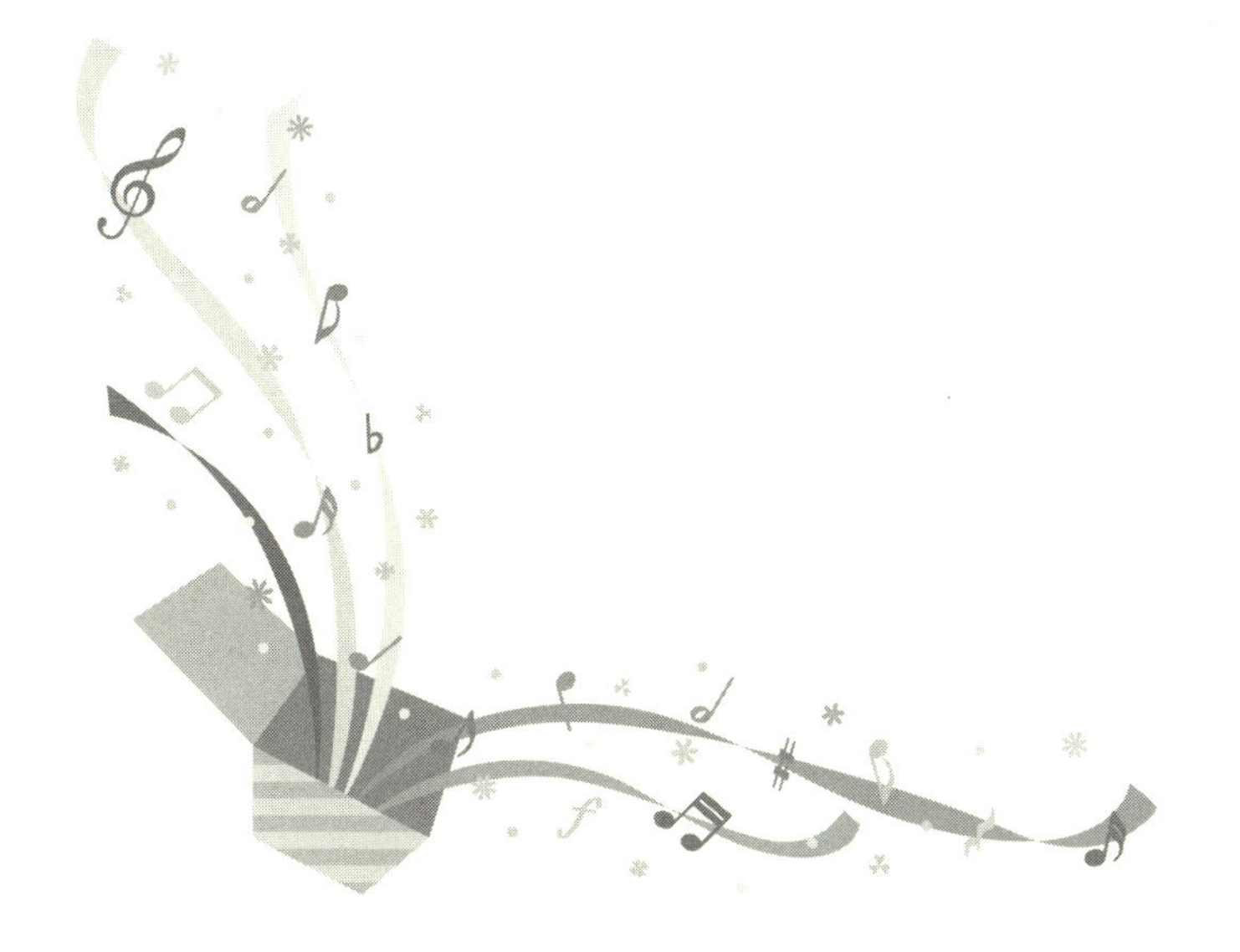

1 「クレッシェンド」「デクレッシェンド」「ビブラート」歌唱法の健康効果

これまで楽しく歌うことが健康アップに効果的なことや、認知症の予防・改善に効果があるとお話ししてきました。この章では、そのためにはいったいどんなふうに歌えば良いか、実際の歌い方について紹介しましょう。

よく、歌がうまくなるためには「腹式呼吸による歌唱」がいいとすすめられます。腹式呼吸とは、横隔膜の上下運動による呼吸です。歌うときは、まず、できるだけお腹の筋肉を使って鼻や口からたっぷりと空気を吸います。吐くときは、大きい音でも小さい音でも送り出す空気の量をお腹の筋肉を使ってしっかり調節しながら声帯を振動させ、体の空洞部に響かせます。

たしかに腹式呼吸で歌っていると、腹筋がしっかりしてきますし歌が上手になりますが、腰痛の軽減も期待できます。腹筋が弱い人は腹を前に突き出しやすく、腰椎も前に突き出す傾向があります。それがもとで腰椎間板ヘルニアになり、腰痛が起こる

●腸の免疫機構のしくみ

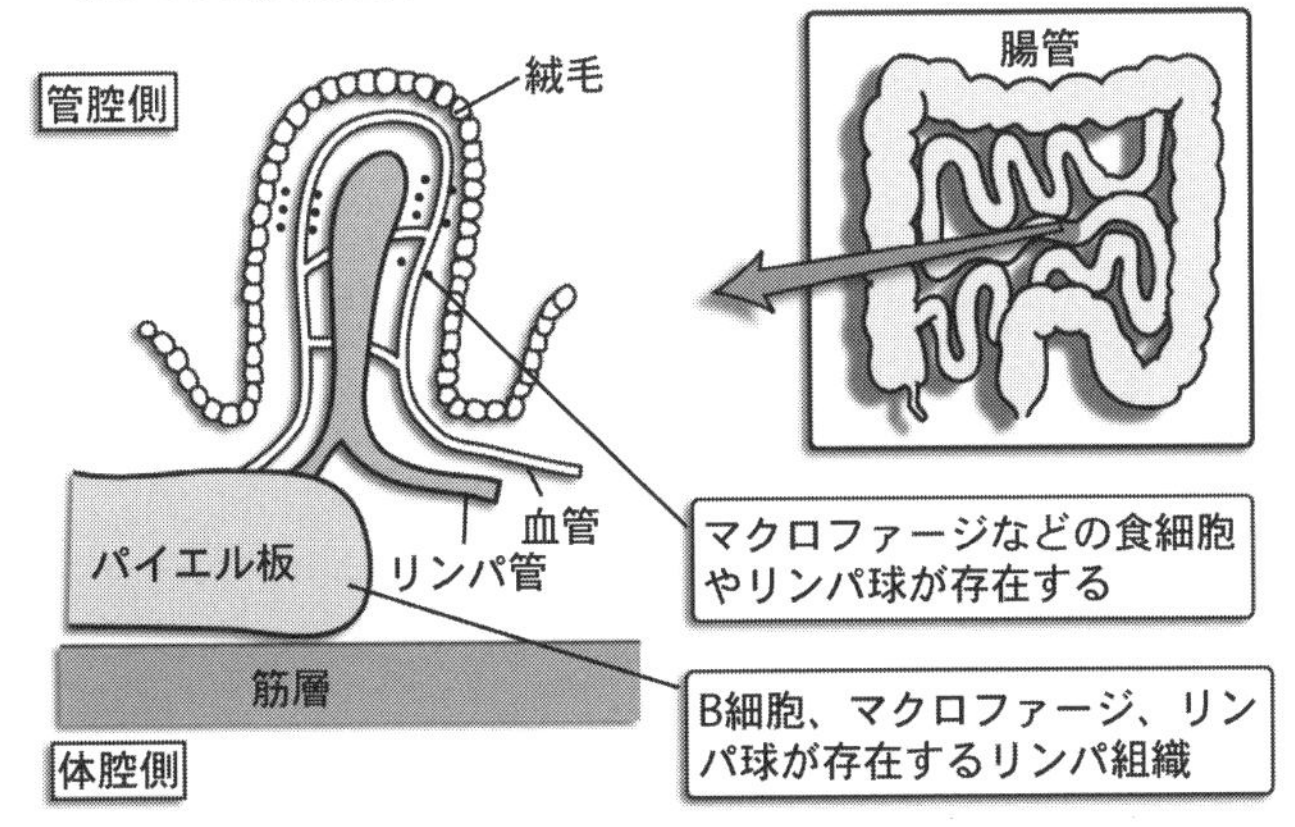

［腸内細菌のしくみ］ヘルス研究所より

ことがあります。足がしびれたり、脱力感が増したりすることもあります。腹式呼吸で歌っているとこうした症状の改善が期待できるのです。

さらに、腹筋が強くなってくると、胃腸の働きもよくなります。腸の蠕動も活性化するため、腸管にある「パイエル板」という免疫組織が刺激されます。免疫細胞のNK細胞やT細胞が刺激され、さらに生理活性物質のサイトカイン（インターロイキン、インターフェロン）などが活性化されて免疫力が向上するのです。

じつは、腹式呼吸で歌うことによる腹筋力アップの効果をさらに高める歌い方があります。それが「**クレッシェンド**」と「**デクレッシェンド**」技法による歌唱です。

「クレッシェンド」とは、**だんだん声を強く、大きくしていく**ことです。逆に**だんだん弱く、小さく発声していく**のが「デクレッシェンド」です。

この「クレッシェンド」と「デクレッシェンド」歌唱法を意識して歌っていると、呼吸するために肺がより大きく膨らみ、勢いよく息を吐き出すようになります。それによって呼吸系の筋肉や関節もより大きく伸縮します。

その結果、血管の拡張と収縮が加速され、血行が良くなります。これが高血圧など多くの生活習慣病の改善に良いことはもちろんですが、脳波にも変化をもたらします。

一般に年を重ねていきますと、体はビタミンCやコラーゲンが不足し、みずみずしさがなくなります。喉頭披裂部（こうとうひれつぶ）が萎縮して声質がかすれてきたり、のどが渇くことが多くなったり、不要な粘液の発生で炎症を起こしたりしやすくなるなど、トラブルが増えてきます。そうして声帯も老化するということです。

具体的な症状としては、「口腔・内腔の狭窄（きょうさく）」、「筋肉の萎縮（舌根筋群（ぜっこんきんぐん））」、「舌の肥大・水腫」、「舌根筋群の脂肪化・肥満（無呼吸症候群）」、「筋繊維の減少・脱力」、「顔

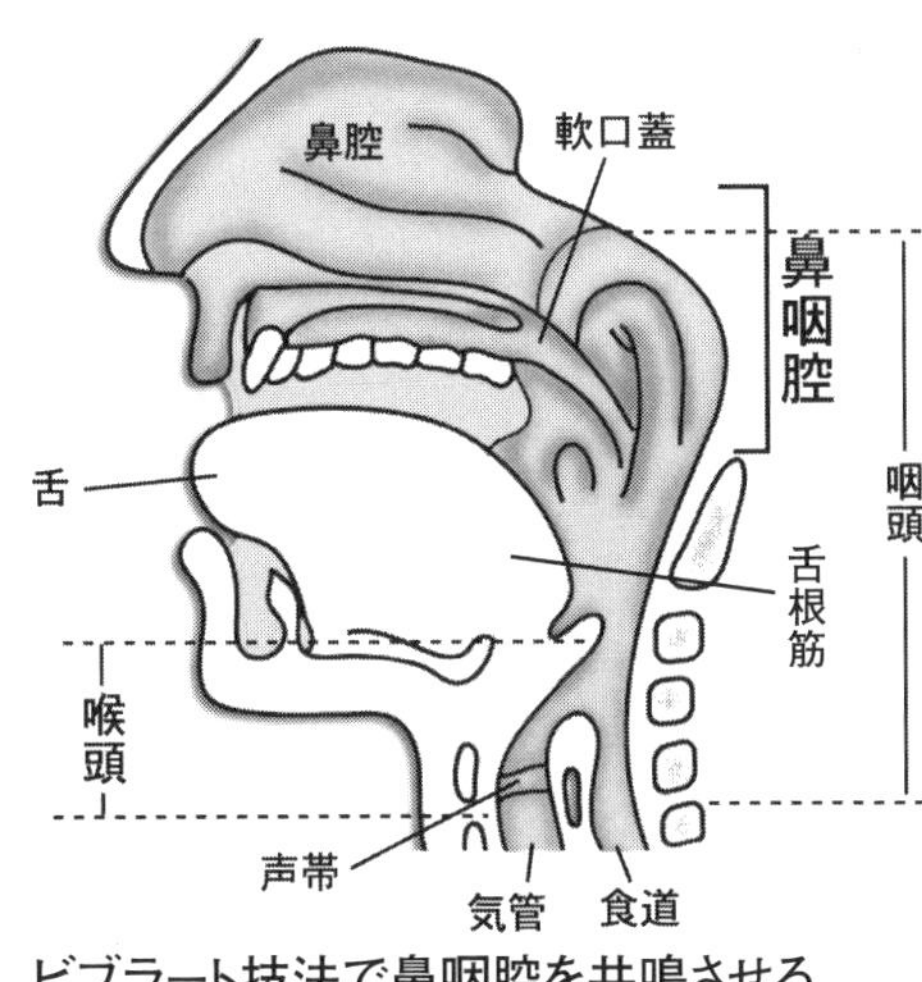

ビブラート技法で鼻咽腔を共鳴させる

面骨の萎縮（骨粗鬆症）により鼻閉しやすい」などが出てきます。難しい漢字が並んでいますが、年を重ねると普通に起こりがちな症状です。

しかし、「クレッシェンド」と「デクレッシェンド」技法による歌唱レッスンを行なうと、これらの症状が緩和します。腹式呼吸で交感神経と副交感神経のバランスも良くなりますし、舌の運動になるので舌根筋群にも好影響を及ぼします。

食べ物については、のどの老化が気になる場合はコラーゲン（アミノ酸）たっぷりの食事を摂るようにしましょう。声にとても良いだけでなく、ストレス解消にも役立ちます。

次は「**ビブラート**」歌唱法です。この発声方法は、**鼻咽腔を共鳴させるもので、歌のフレーズの終わりなどで音声を細かく震わせる**ようにして歌います。

感情移入できたり、哀愁感がたっぷりと伝わったり、歌をドラマチックに作り上げたりと、その効果は挙げればきりがないほど重要な歌唱方法です。とくに演歌の世界では欠かせない切り札になっています。

これが単に重要な歌唱法であるだけでなく、歌による健康法としても効果的な歌い方であることに、カラオケ健康法を提唱しはじめた当初から注目してきました。

ビブラート技法によって歌うと鼻咽腔が振動し、その音波が耳へと伝わります。それが体に良い影響を与えているのではないかと考えられます。日本大学芸術学部音楽科の研究でも、この発声方法が健康促進効果をもたらすことが明らかにされています。

それによれば、ビブラート技法による発声は**耳周辺の血流を良くするので、耳鳴りが改善され、耳の聞こえ方が良くなる**こと、**鼻と鼻咽腔が振動して音波が三半規管や喉に影響することで脳が活性化する**ことなどが報告されています。

2
「クレッシェンド」「デクレッシェンド」歌唱法のトレーニング

では、まず「クレッシェンド」と「デクレッシェンド」を練習してみます。**少し大げさくらいにはっきりと音の強弱をつけて発声するのがポイント**です。普段カラオケを楽しむときなどにあまり大げさにやるとおかしいですが、練習するときは恥ずかしがらず、思い切り強弱をつけ、たっぷりと感情をこめてやるほうが効果的です。

みなさんに楽しくトレーニングしていただくために、巻末のＤＶＤを利用してください。カラオケと同じ感覚で「音」と「映像」を確認しながらレッスンできるでしょう。

今回は電子楽器メーカー「ローランド社」から、「カラオケ練習マシン　ＶＴ－12－ＥＫ」に収録されている練習曲を特別に提供していただきました。

この機械は手のひらサイズのカラオケ練習ツールで、練習曲が内蔵されています。歌うと、自分の歌の音程（ピッチ）が一目でわかるので、自分の音程が合っているかすぐ確認できます。発声練習のパターンも内蔵されているので、計画的に効果的に歌の練習ができます。

　本書では、「VT－12－EK」に収録されているいくつかの練習曲を用いて簡単なトレーニングをしてみます。

　ボイストレーニングだとか発声法と聞くと本格的なものを想像してしまい、ちょっと腰が引けて敬遠されるかもしれませんが、まったくの初心者の方でもやさしく取り組めるようになっています。ご家族やご友人といっしょにトレーニングすれば、笑いながら楽しみながら練習できます。

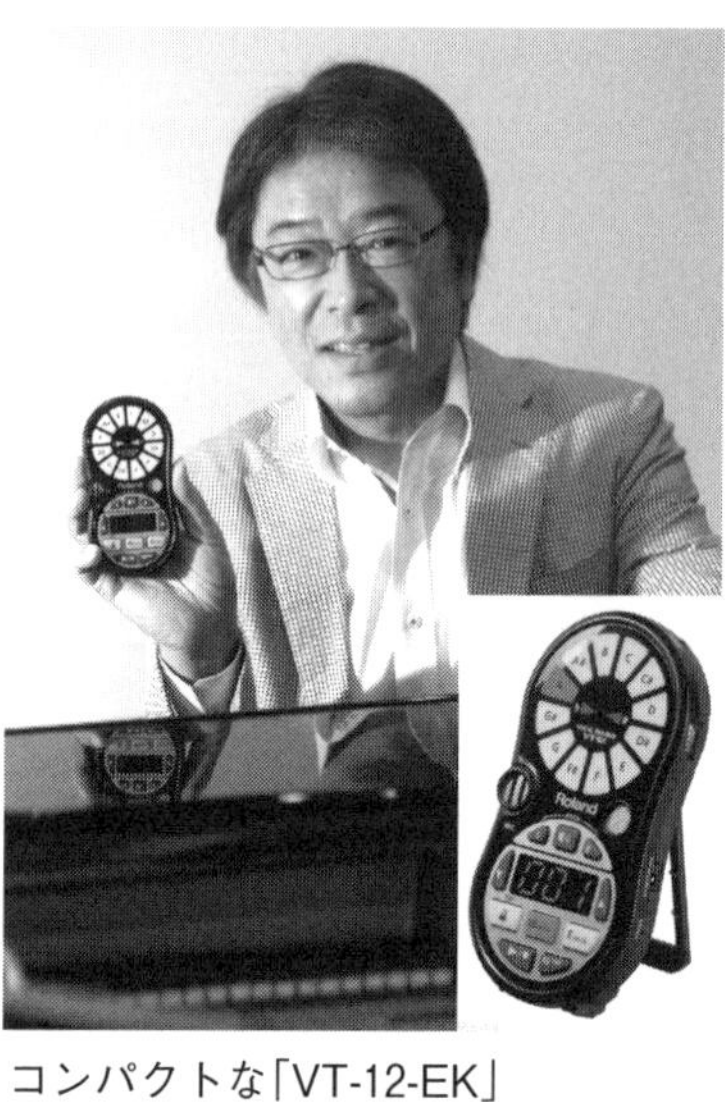

コンパクトな「VT-12-EK」
（写真は著者の山田ゆうすけ）

　練習曲は私（山田ゆうすけ）が作曲、監修した曲で、「VT－12－EK」にも収録されているものですが、とくに本書のためにアレンジしてあります。女声キーはシャンソン歌手の珠木美甫（たまきみほ）さんが、男声キーは周東寛先生が担当しました。

●DVD収録リスト

トラックNo.	曲目	歌唱歌手	収録時間
TR1	「クレッシェンド」「デクレッシェンド」レッスン練習曲1（女声キー）	珠木美甫	1分12秒
TR2	「クレッシェンド」「デクレッシェンド」レッスン練習曲1（男声キー）	周東 寛	1分12秒
TR3	「ビブラート」レッスン練習曲2（女声キー）	珠木美甫	1分14秒
TR4	「ビブラート」レッスン練習曲2（男声キー）	周東 寛	1分14秒
TR5	課題曲1「花でいましょう」フルコーラス	珠木美甫	4分22秒
TR6	課題曲1「花でいましょう」カラオケ	カラオケ	4分22秒
TR7	課題曲1「花でいましょう」サビレッスン	珠木美甫	42秒
TR8	課題曲2「フレーフレー東京・世界を一つに」フルコーラス	周東 寛／山田ゆうすけ	4分45秒
TR9	課題曲2「フレーフレー東京・世界を一つに」カラオケ	カラオケ	4分45秒
TR10	課題曲2「フレーフレー東京・世界を一つに」サビレッスン	周東 寛	54秒
TR11	「健康リズム体操」下半身強化運動（Music「フレーフレー東京・世界を一つに」）	周東 寛＆ファミリーズ	4分45秒
TR12	「健康リズム体操」回転椅子で腰の捻転体操（Music「花でいましょう」）	周東 寛＆ファミリーズ	4分22秒
TR13	「エアスイミング」で全身運動（Music「本当にありがとう」）	片山良枝＆エアスイミングチーム	4分29秒
TR14	こんにちは！周東寛です！	周東 寛	1分30秒

♫練習曲1（DVDトラック1：女声キー、トラック2：男声キー）

この練習曲は、演歌の大ヒット曲を連想させるようなスペシャルバージョン曲です。トレーニング用にアレンジし、女声キーと男声キーに分けて収録してあります。

それぞれ女性と男性が歌いやすいキーになっています。もし、女性でも男声キーが合っているなら、そちらで歌ってもらってもいいですし、男性でも女声キーが合っているなら、そちらで歌ってもかまいません。

男女の違いに関係なく、いろんなキーの高さの方がいますので、もちろん自分のキーに合わせて自由に選択してください。ただ、あまり必要以上に力んで高い音を出し続けると、いわゆる血が頭に上ってしまいますから気を付けてください。

「ステップ1」集中して聴きながら歌ってみる

では、まずDVDで練習曲1を聴いてみてください。トラック1は女声キー、トラック2は男声キーになります。ここではトラック1について解説していきます。トラック2も基本的には同じです。

「クレッシェンド」「デクレッシェンド」レッスン練習曲１（女声キー）

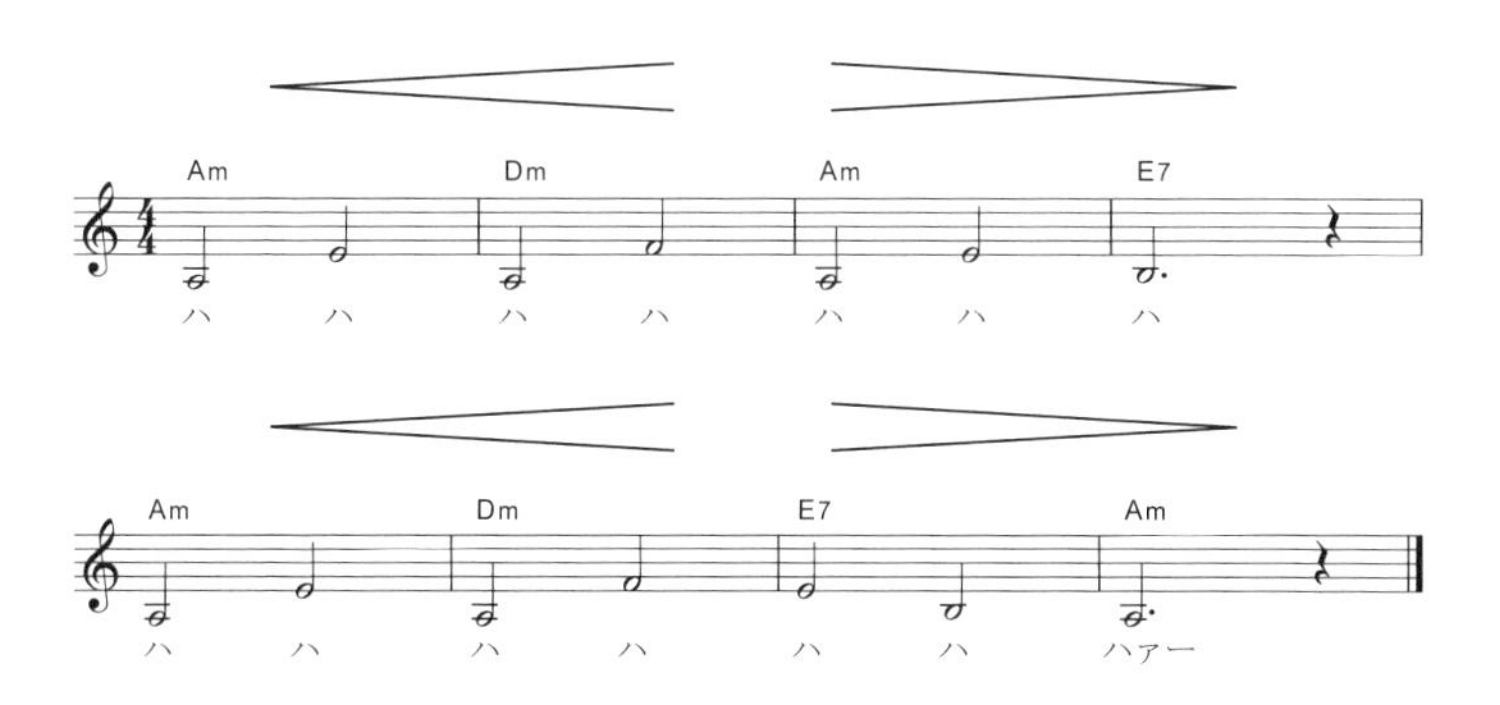

「クレッシェンド」「デクレッシェンド」レッスン練習曲１（男声キー）

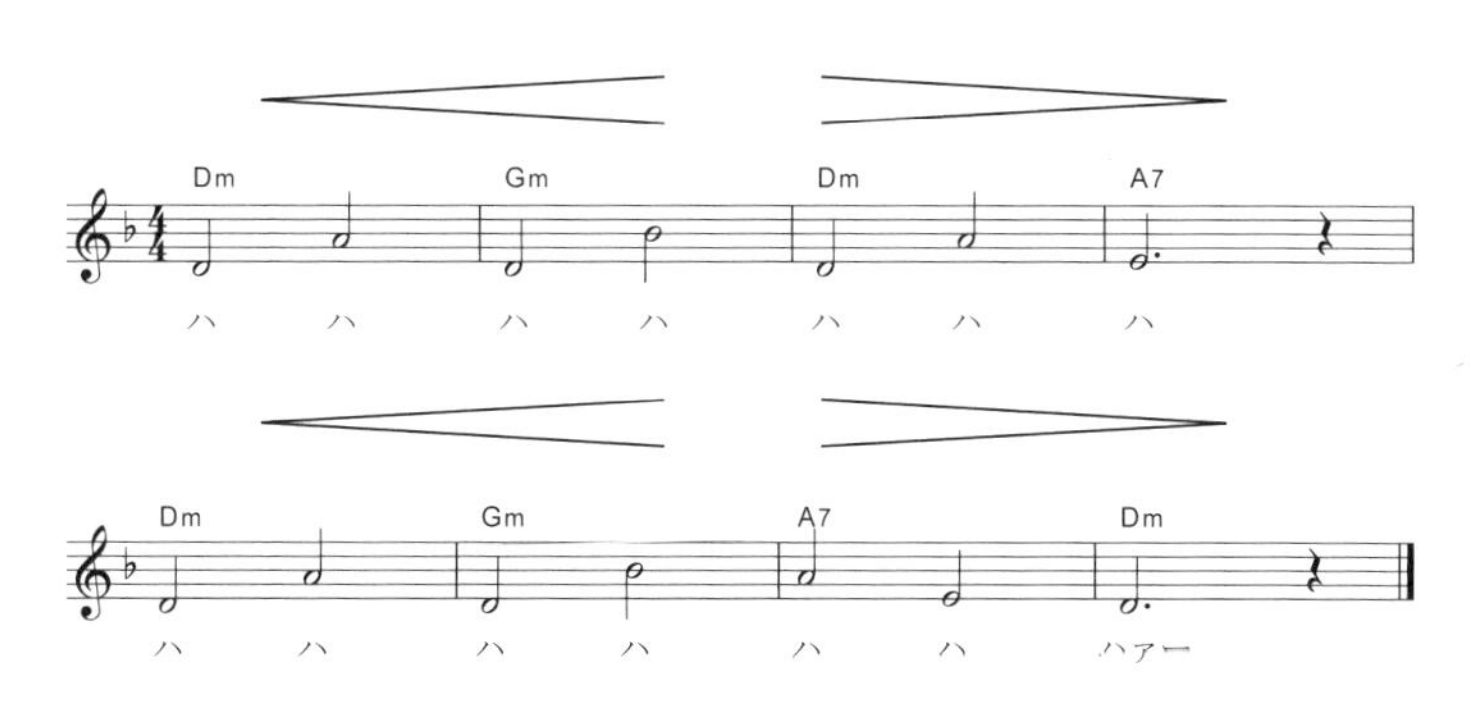

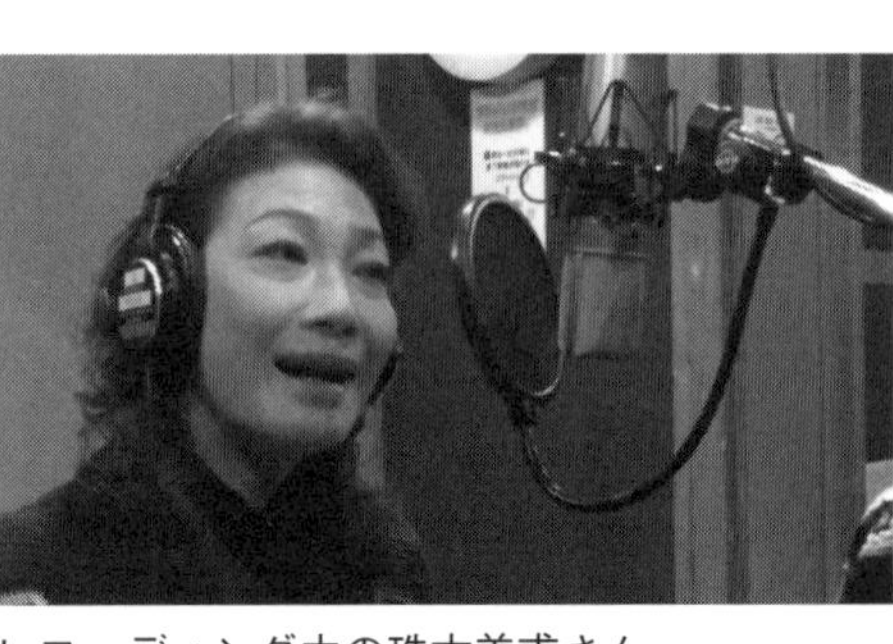

レコーディング中の珠木美甫さん

1回目は歌手の珠木美甫さんが「ハーハー」と発声しながらメロディをなぞっています。2回目はメロディだけが流れています。

これを何度もくり返して聴いてメロディを覚えたら、今度はゆったりとした気持ちでいっぱい息を吸って、自分で「ハーハー」と歌いながらメロディをなぞってみてください。

1回目は珠木さんといっしょに、2回目はメロディだけが流れているので、それに合わせてなぞってみてください。

珠木さんは「クレッシェンド」と「デクレッシェンド」に従って忠実に歌っていますが、最初は意識する必要はありません。**まずは、メロディに合わせることだけ考えて歌ってみてください。**

くり返しているうちに自然にメロディに馴染んできたら、それでここでのステップは終了です。

DVDを聴くときは、よく耳を澄ませて集中して聴いてください。そうすることで、あなたの脳は活性化してきます。何度もくり返し聴いて、「なるほど、こう歌えばいいんだ」「簡単じゃないか」と納得できたら、その自分をほめてあげてください。これは意外に大切なことです。

ご家族やご友人といっしょに練習する場合は、人が歌っているときもしっかりと聴いてあげてください。お互いの歌を聴いてあげることで、緊張やうれしさ、楽しさ、ホッとした感じが脳の血行を促進し、脳細胞を刺激してくれます。

[ステップ2]「クレッシェンド」「デクレッシェンド」歌唱法に挑戦――

曲の感じはつかめてきましたか。音楽に合わせて歌えるようになってきたら、次はいよいよ「クレッシェンド」と「デクレッシェンド」に挑戦です。

「クレッシェンド」とは、だんだん声を強めて大きくしていくことで、楽譜には「<」という右に広がっていく記号で表記されています。

一方**「デクレッシェンド」とは、だんだん声を弱めて小さくしていくこと**で、楽譜には「>」という右にしぼんでいく記号で表記されています。

「クレッシェンド」「デクレッシェンド」というと、小難しく聞こえるかもしれませんが、普段カラオケで歌っているとき、無意識に行なっていることが多いと思います。

ただ、ここでは歌う健康効果や認知症の予防も考えて、**あえて意識して声の強さをコントロール**してみてください。

実際にやってみると、無意識に強弱をつけて歌っているのと、意識して強弱をつけて歌うのとではかなり違ってきます。体に「やるぞ！」と命令しないといけませんから、これがとてもいい効果を生む原動力になるのです。うまく歌えたら自分をほめることも意識して行なってください。

では、DVDの動画の楽譜上を移動するカーソルの動きに合わせて、上段の「クレッシェンド」と「デクレッシェンド」の4小節、続けて下段の4小節を歌ってみましょう。楽譜上では出す声が「ハ」になっていますが、「ア」でも他の音でもかまいません。

お腹に手を当ててやるのも良い方法です。こうすると、呼吸に応じてお腹が上下するのがもっとわかりやすくなります。1回目は珠木さんといっしょに、2回目は伴奏だけが流れますから、それに合わせて歌ってみてください。

最初はうまくいかなくても大丈夫です。とくに、「デクレッシェンド」の最後の1小節は長音なので思ったように声が出ないかもしれません。できるだけ、たっぷり息を吸って、口を大きく開けて、のびやかに歌ってみましょう。

くり返していると、自然に「クレッシェンド」と「デクレッシェンド」、つまり強弱を付けた歌い方ができるようになってきます。

なかには、強弱を付けて歌ってみてくださいと言うと、肩に力が入ってしまう方がいますが、肩の力を抜いてリラックスして歌ってください。そのほうが気持ちよく歌うことができますし、血管が拡張して血行が良くなるという効果も得やすくなります。

3 「ビブラート」歌唱法のトレーニング

「ビブラート」歌唱法とは、歌のフレーズの終わりで声を細かく震わせる歌唱法です。強めのハミングと言ったらわかりやすいかもしれません。

とくに演歌独特の日本的なやわらかさやサビ感が強く表現できる歌唱法としても、多くの歌手が使っています。

横浜労災病院心療内科では、他に先駆けて医療現場にカラオケを導入し、中高年の健康回復に成果を上げています。内臓疾患や血液・血管性疾患、うつ病などで改善が認められています。「ビブラート」歌唱法については、とくに認知症の予防・改善に大きな成果が出ているといいます。

この説明だけではわかりにくいと思われたら、DVDの練習曲を聴いていただくと、こんな歌い方なんだと納得していただけると思います。

では、DVDの練習曲2を使って「ビブラート」歌唱法を練習してみましょう。

「ビブラート」レッスン練習曲２（女声キー）

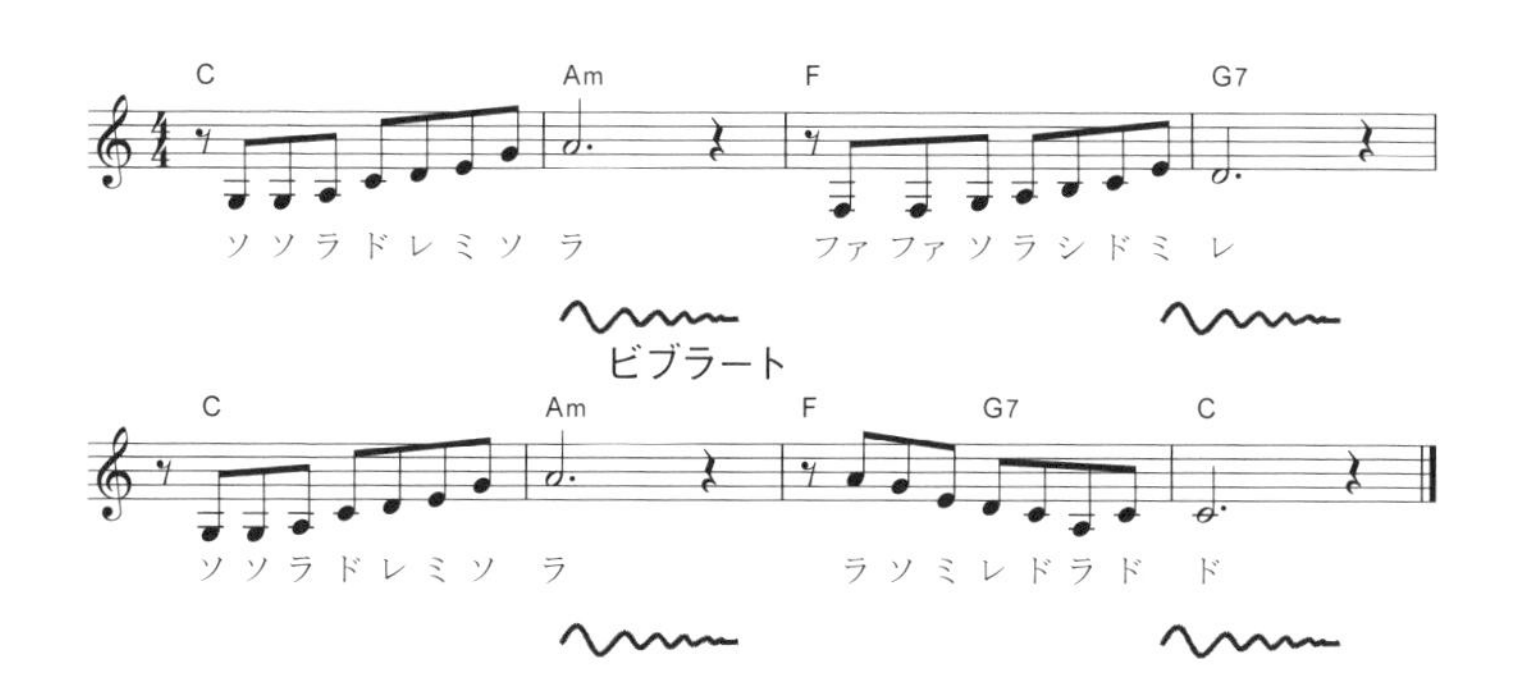

「ビブラート」レッスン練習曲２（男声キー）

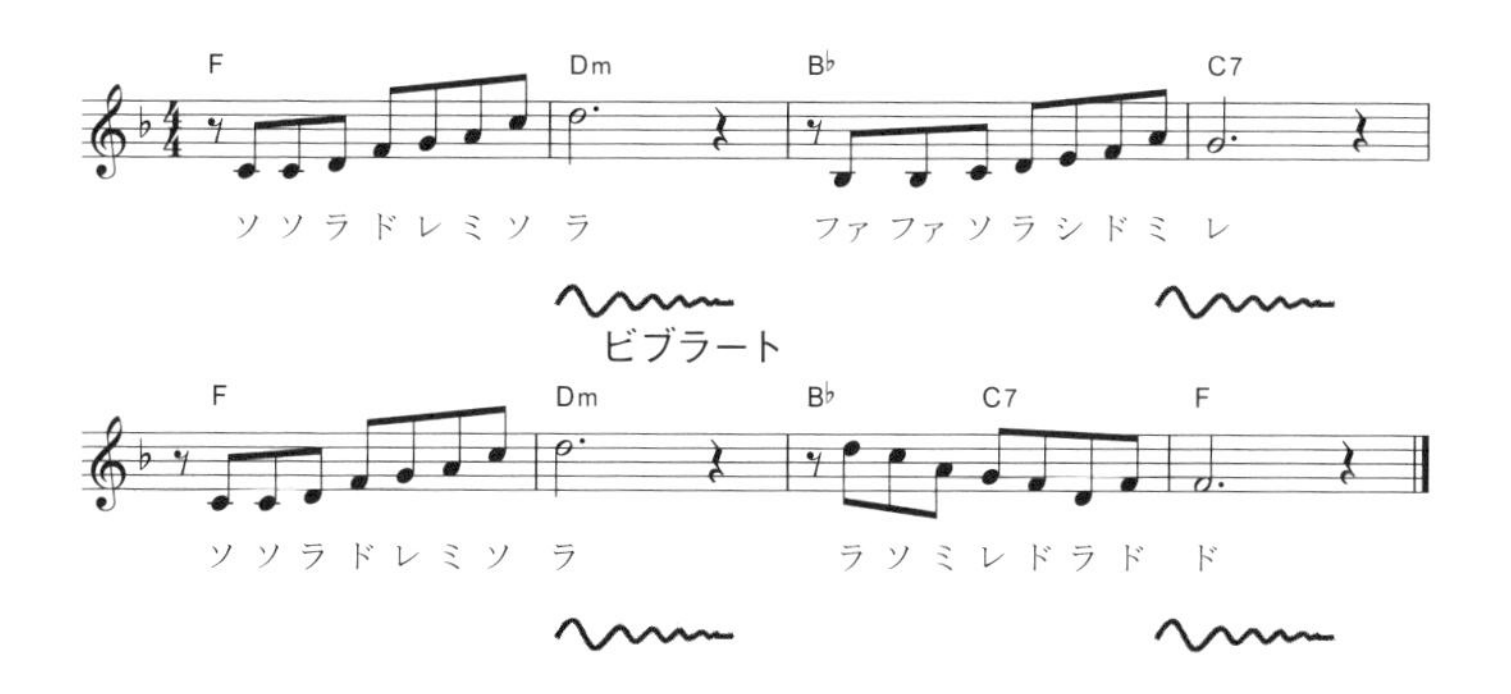

♫練習曲2（ＤＶＤトラック３：女声キー、トラック４：男声キー）

練習曲１はややマイナー調の楽曲でしたが、練習曲２はいわゆる「幸せ演歌」と呼ばれるほんわかしたやさしさ、ぬくもりを感じさせる曲になっています。

練習曲２も、練習曲１と同じく、女声キーと男声キーに分けてあります。自分のキーに合わせて自由に選択してください。

［ステップ１］声を震わせてみよう

まずＤＶＤで練習曲２を聴いてみてください。トラック３は女声キー、トラック４は男声キーになります。ここではトラック３について解説していきます。トラック４も基本的には同じです。

１回目は歌手の珠木美甫さんがドレミの音階で歌っています。２回目はメロディだけが流れています。何度かくり返し聴いてメロディに馴染んできたら、次は歌ってみてください。１回目は珠木さんといっしょに、２回目はメロディだけが流れているので、それに合わせて歌ってみてください。

この曲は下の低い音から徐々に階段状に音程を上げていくメロディになっています。そして、2小節目、4小節目、6小節目、8小節目の最後をビブラートで声を震わせて歌うようになっています。

珠木さんは、歌詞部分をドレミの音階で歌っていますが、このステップでは、「ラ」とか「ハ」とか「ア」など、自分に合った無理のない音で歌ってみてください。「ビブラート」部分は、はじめからうまくいかなくてもかまいません。珠木さんの歌い方を真似て声を震わせて歌ってみてください。

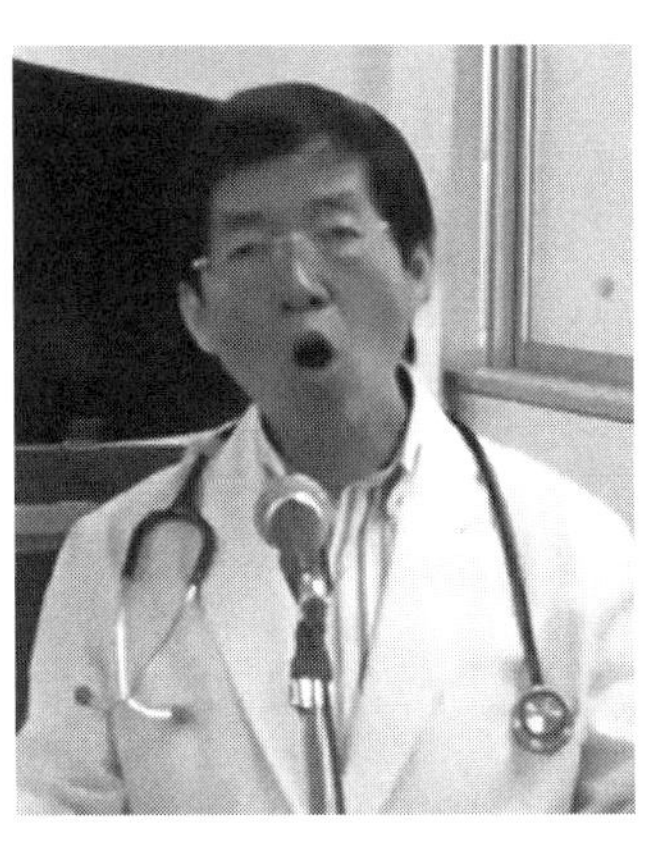

思いを込めて歌う著者（周東寛）

ビブラートで歌うためのポイントは、**前奏部分で腹式呼吸をしてお腹にたっぷり空気を溜めこむこと**です。そうしないと、ビブラートのところで息が続かなくなり、キレイなビブラートができません。最初の音にうまくタイミングを合わせるように腹式呼吸をしてください。

すでに、カラオケで自然にビブラートをかけて歌っている方でも、いざ「意識して、ここでビブラートをかけてください」と言われると、ぎこちなくなるかもしれません。少し戸惑いがあってもそこから慣れていく過程と、できたときの達成感こそが本書でくり返しお話ししている脳の活性化の道なのです。

[ステップ2] 〝ドレミ〟で「ビブラート」

今度はドレミの音階を声に出してビブラートをやってみましょう。DVDのお手本をしっかり聴いて歌い方を耳で覚えて歌いましょう。

ステップ1と同じく前奏部分で腹式呼吸をしながらたっぷり空気を溜めこんでください。

大げさすぎるくらい声を震わせてビブラートをかける練習もいい方法です。ビブラートを意識するあまりテンポが合わなくなるという方は、手で膝をポンポンと叩きながらリズムを取ってみてください。きっとテンポをつかみやすくなると思いますし、リズムに乗って歌うと、脳細胞に良い刺激を与えることもできます。

【コラム】体は楽器です！

「メイアのカラオケ教室」講師・歌手　リュウ・メイア

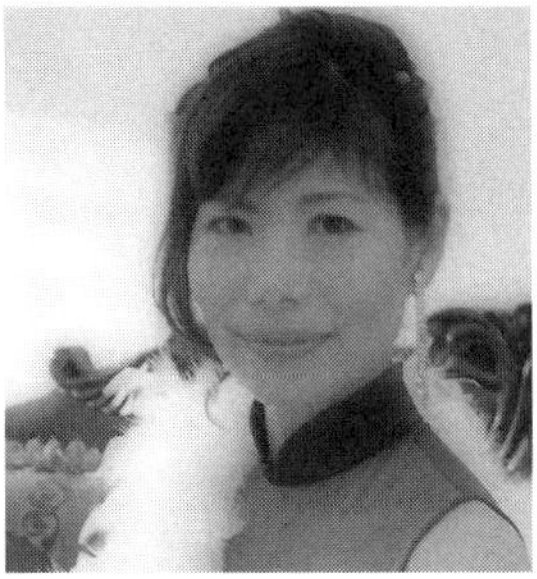

山梨県の甲府市にある「メイアのカラオケ教室」で、40歳～80歳代までの幅広い生徒さんたちに歌唱指導をしています。

歌は一種のスポーツだと考え、「体で歌う」「全身で歌う」をモットーに、たっぷりと息を吸って長く息を吐きながら歌うことをとくに強調しています。「長息（ながいき）は長生き」なので長寿命につながるとお話ししながら、発声方法のレッスンも行なっています。そのためにも歌う前に体をほぐすことが重要ですから、準備体操を「メイアの伸び伸び体操」と名付けて、全員でまず体を温めるところからはじめます。

歌うときは「体は楽器」です。ですから、十分にウォーミングアップすると、体の楽器としての性能が高まり、いい音、すなわちいい声が出るようになります。

じつは最近「メイアの伸び伸び体操」に、周東先生が提唱しておられる「ブルブルこんにゃく体操」「コッコツ骨叩き」「ゴキブリ体操」を取り入れさせていただきました。生徒さんに大好評！　で、とても楽しいと喜んでいただいています。

私の健康方法は「早寝早起き、よく食べて、楽しく歌って、よく動く」です。みなさんも楽しく歌って、生活をエンジョイしてください。

最後に私のプロフィールを少し紹介します。私は台湾桃園県の出身です。音楽を愛する家族に囲まれて育ち、８歳で台湾テレビ番組に初出演しました。そして18歳のときに台湾の歌謡番組で優勝しましたが、小さいころから日本の歌に親しんでいたこともあって日本に渡りました。その後、「テレサテン再来！」を思わせる透き通った歌声と評価されて平成19年の「ふじのくに全国歌謡選手権大会」で優勝しました。

平成21年には『横浜恋物語』で歌手デビューもできました。現在は山梨県台湾国際交流総会の副会長として、日本と台湾の懸け橋になるべく活動しています。

多くの人たちの支えがあったからこそ今の自分がある。その感謝の思いを歌に込めて、これからも歌い続けます。

4章

誰でも楽しく歌える課題曲に挑戦！

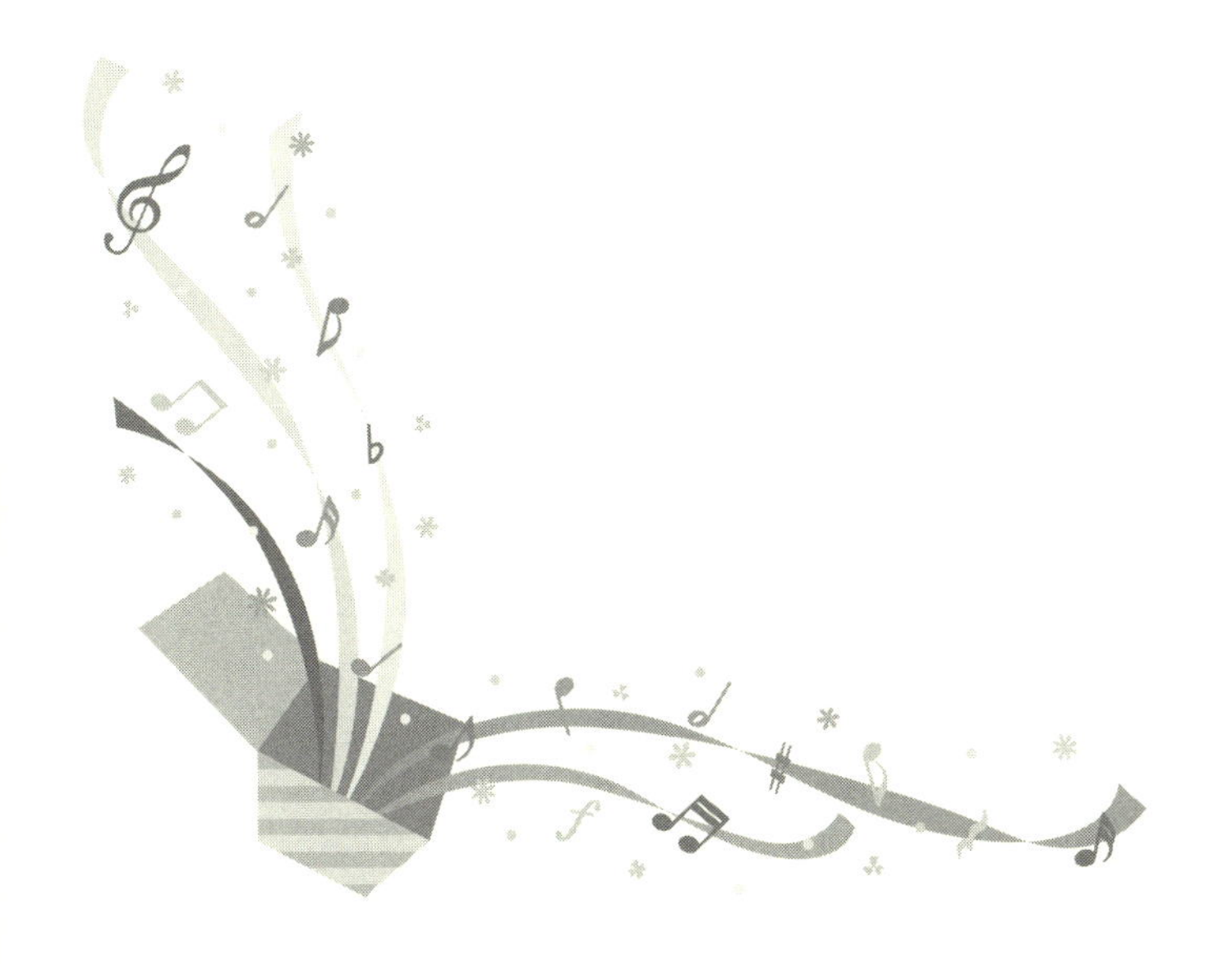

♫課題曲1『花でいましょう』（DVDトラック5、6、7）

さあ、今度は課題曲を歌ってみましょう。課題曲1は『花でいましょう』（ローランド社「カラオケ練習マシンVT－12－EK」中に収録）で、珠木美甫さんが歌っています。

南越谷健身会クリニック主催で毎年1回開催しています「健康まつり」で、珠木さんがこの歌を歌ってくださいますが、参加者からものすごい反響があります。

とくにサビの部分の「咲きましょう　咲きましょう　女は花でおりましょう」という歌詞に共感される方がたくさんいました。「なんてステキな響きでしょう！」と若いご婦人から70歳代のご婦人まで、さらには80歳以上の高齢のご婦人までが感動しましたと喜んでくださいます。

この歌の作詞家である高林こうこ先生は、女性はどんなに苦労をしても、どんな人生を歩いてきても、いつまでもキレイで花のように明るい気持ちを持ち続けましょうという気持ちを込めて歌詞を書かれたそうです。たしかに、歌っていると、いつまでも女性としてかっこよく鮮やかに輝いていてほしいという思いが伝わってきます。

珠木さんがそんな歌詞を見事に歌で表現してくださることで、多くの方が共感し、感動してくださったのです。

ここでは、練習曲としてこの歌を取り上げていますが、こうして歌に込められた歌詞のメッセージをくみ取ることもすごく大切です。

この歌のメロディは、明るく軽快なテンポなので、女性の応援歌としてコーラスをしていただいたり、カラオケ大会で歌ってもらったりしています。この本の練習曲にもぴったりだと思い、課題曲として取り上げました。

歌詞の全体と一番の楽譜を掲載します。これを見ながら、添付したＤＶＤの動画（トラック５は珠木美甫さんのフルコーラス、トラック６はカラオケバージョン）を聴き、くり返しいっしょに歌ってみてください。すぐメロディに慣れてきて、自然と口ずさめるようになると思います。

『花でいましょう』

いつも本気で恋をして　そうよ嬉しい日もあった
だけど男は鳥になり　空を自由に飛びたがる
一つさよなら知るたびに　苦いお酒も増えたけど
独りぼっちに慣れた時　違う明日が見えるもの
　咲きましょう　咲きましょう
　女は花でおりましょう
　寂しい秋なら曼珠沙華（まんじゅしゃげ）
　ひっそり真っ赤に咲けばいい

ちょっと幸せ見つけたら　九十九折り（つづらお）なの人生は
泣いて笑って振り向けば　それも一幕夢舞台（ひとまくゆめぶたい）
一つ辛さを知るたびに　強くなれればいいじゃない

無理をしないで悲しみも　いつか変わるわ思い出に
咲きましょう　咲きましょう
女は花でおりましょう
冷たい冬なら寒椿（かんつばき）
雪まで燃やして咲けばいい

咲きましょう　咲きましょう
女は花でおりましょう
めぐった春には桜花（さくらばな）
あの鳥この鳥呼べばいい
咲きましょう　咲きましょう
女は花でおりましょう
紅色白色なみだ色
似合った色着て咲けばいい

花でいましょう

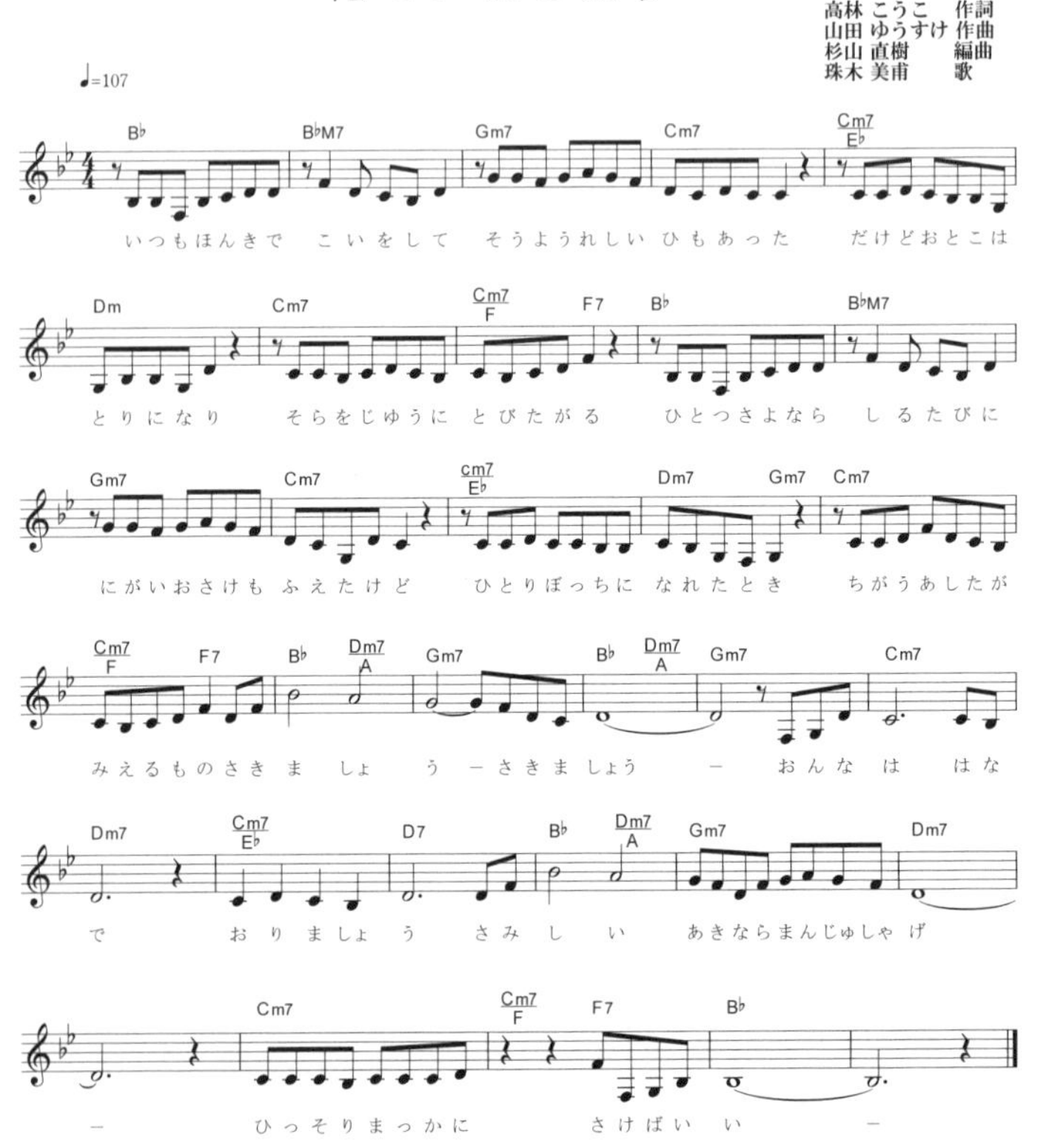
高林 こうこ 作詞
山田 ゆうすけ 作曲
杉山 直樹 編曲
珠木 美甫 歌
♩=107
いつもほんきで こいをして そうようれしい ひもあった だけどおとこは
とりになり そらをじゆうに とびたがる ひとつさよなら しるたびに
にがいおさけも ふえたけど ひとりぼっちに なれたとき ちがうあしたが
みえるものさきましょう ーさきましょう ー おんな は はな
で おりましょう さみしい あきならまんじゅしゃげ
ー ひっそりまっかに さけばいい ー

［歌い方のポイント］

いかがですか、「花でいましょう」の気分に浸って楽しんでいただけたでしょうか。メロディを何となく覚えることができたところで、これから具体的にレッスンしていきます。

まず、歌うときの心構えですが、練習曲では腹式呼吸で「クレッシェンド」「デクレッシェンド」「ビブラート」の歌唱法をレッスンしました。練習曲のときは、具体的な歌詞があったわけではありませんから、やや大げさに息を吸って、やわらかく吐きながら声を強くしていったり、弱くしていくことで「クレッシェンド」「デクレッシェンド」の練習をしました。「ビブラート」も、同じく呼吸を意識して声を震わせるようにレッスンしました。

ちょっとしたレッスンですが、くり返すことで歌うための基礎力が身についてきます。そのことが、実際の曲を歌うときに強弱をつけたり、声を震わせたりして表現力を高めることにつながっていきます。

この歌を歌うときも、しっかりお腹の筋肉を使ってたっぷり息を吸い込み、そしてまたお腹の筋肉を使ってしっかり調節しながら声帯を振動させ、体に響かせるようにしてください。これを続けていると、歌全体をやわらかく歌い上げることができるようになっていきます。

とくにサビの部分で「咲きましょう　咲きましょう」と美しく歌い上げるとき、腹式呼吸によるパワフルなエンジンが必要です。

こうしたことを意識してくり返し歌っていると、きっとレベルアップしていくでしょう。はじめはうまくできなくても心配はいりません。ＤＶＤの動画をくり返し見て聴いて、いっしょに歌ってみてください。自分だけで歌っているときは、思いきって大きな声を出してみましょう。サビの部分では体を左右にゆっくりスイングしながら揺らして歌ってみるのもいいでしょう。

【サビをより上手に歌う方法】

次に、サビの部分について、より上手に歌う方法を説明したいと思います。

サビの部分（トラック７）は「咲きましょう～」のくり返しですが、ここを歌うように

「花でいましょう」サビ

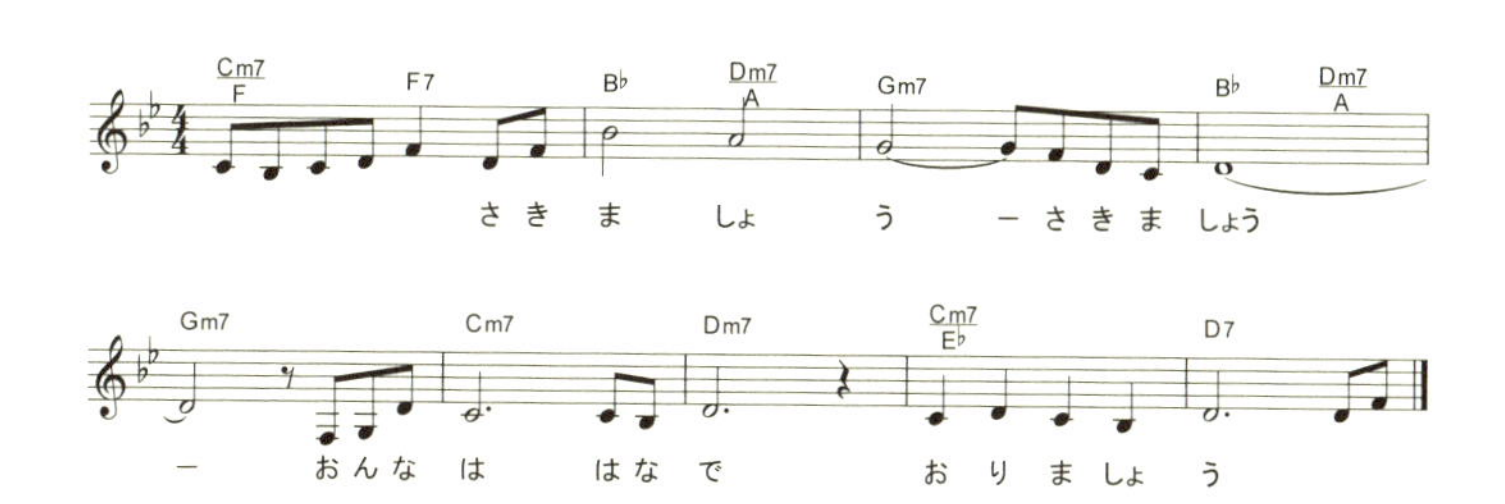

あたっては、いくつかポイントがあります。

・花畑にいっぱいの花が咲いている場面をイメージして元気いっぱいにおおらかに、伸びやかに歌いましょう。

・最初の「咲きましょう」は一気に高いところへメロディが昇っていくので、その手前で急いで大きく息を吸います。

　しっかり伴奏と模範歌唱を聴いて、息を吸うタイミングを覚えましょう。

・「女は花でおりましょう」の部分は、低音部に感情を込めて、やわらかく歌いましょう。

健身会のイベントでは、このサビの部分でたくさんのご婦人がメロディに合わせて歌いながら、手に花を持って腕を左右に振ります。それはとっても楽しそうで、仲間づくりにもピッタリです。

この歌に込められた歌詞のメッセージをくみ取ることも大切です。女性は恋をして嬉しいことや哀しいこともいろいろあったことでしょう。でも、くよくよ考えてばかりいたって仕方ないので、明日のことを考えて元気に生きましょうという歌です。

男性の読者には申し訳ありませんが、イベントに参加されるのは圧倒的に女性の方が多いので、本書でも女性の応援歌であるこの歌を課題曲として取り上げました。奥さまやお母さまが明るく元気ですと、家庭も元気になりますから、できれば男性もいっしょに歌ってみてください。

この『花でいましょう』にかぎらず自分の好きな歌でも、どんどん腹式呼吸や「クレッシェンド」、「デクレッシェンド」、「ビブラート」などのレッスンで身につけた歌唱法を取り入れて歌ってください。

【コラム】女性は何歳になっても花でいましょう

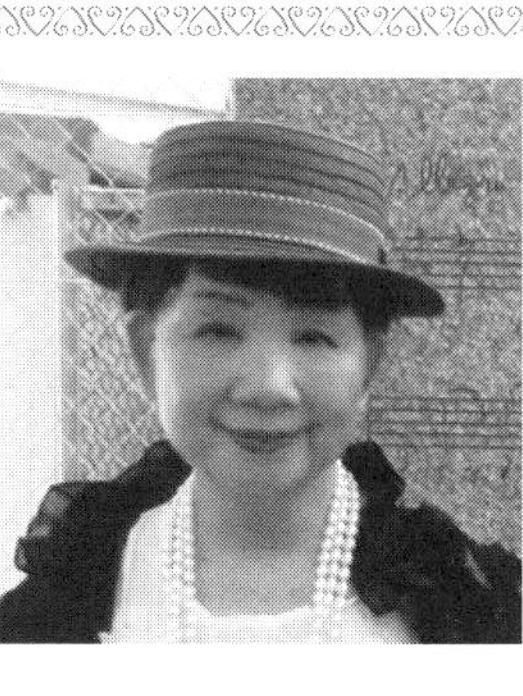

作詞家　高林こうこ

最近、鏡を見ていてつくづくと思います。だんだんそれらしい顔になってきたなぁって……。綺麗が自慢だった肌も気が付けば、鳥取砂丘の風紋みたいな小皺があったり。「あれっ？　このシャドウは」と目を凝らせば、うっすらとまさかの染みを発見。みなさん思い当たることありますよね。でもね、「良い味が出てるじゃない。たどった四季で懸命に咲いた女の顔よ」なんて言いたくなります。

こんなことを考えながら書いたのが『花でいましょう』の歌詞です。息さえ凍る日の寒椿、暑い空を押し上げる向日葵（ひまわり）、手放しで謳歌する春の桜、秋の野にひっそり涙ぐむ竜胆（りんどう）、あれもこれも折々の私、そして貴女。花は耐える時を耐え、忍ぶ時を忍び、でも時を知り見事に咲く。暑かったとも寒かったとも辛かったとも言わないで目一杯に咲く。

人生にはこんなふうにいろいろあったと思いますが、これからもそんな人生でありたいですよね。悲しいことに出会って「ケ・セラ・セラ」「それが何？」と、しっかり顔を上げましょう。

「しかめ面は美貌の敵、愚痴は若さを奪ってしまう」なんてことを言って聞かせて九十九折の今日まででした。『花でいましょう』は女の応援歌です。明るく、元気いっぱいに歌ってください。みなさんで花に囲まれたつもりで踊っていただいてもいいでしょう。

いつまでも気持ちを若く、元気にイキイキと歌えば、素晴らしい人生が送れると信じています。女は花、花は花でも生の花、移ろう季節を咲く、生きた花なのです。鮮やかに彩られても乾いた造花では駄目だし、凍らされて色褪(あ)せることないブリザードフラワーでもないのです。

鳥取砂丘の風紋の小皺も、うっすらと頬のシャドウも、それはそれで美しいかな？さあ！　今日は何が待っているのでしょう。女たちよ！　今日も花でいましょう。

【コラム】「咲きましょう！　咲きましょう！」

Ｊシャンソン歌手　珠木　美甫

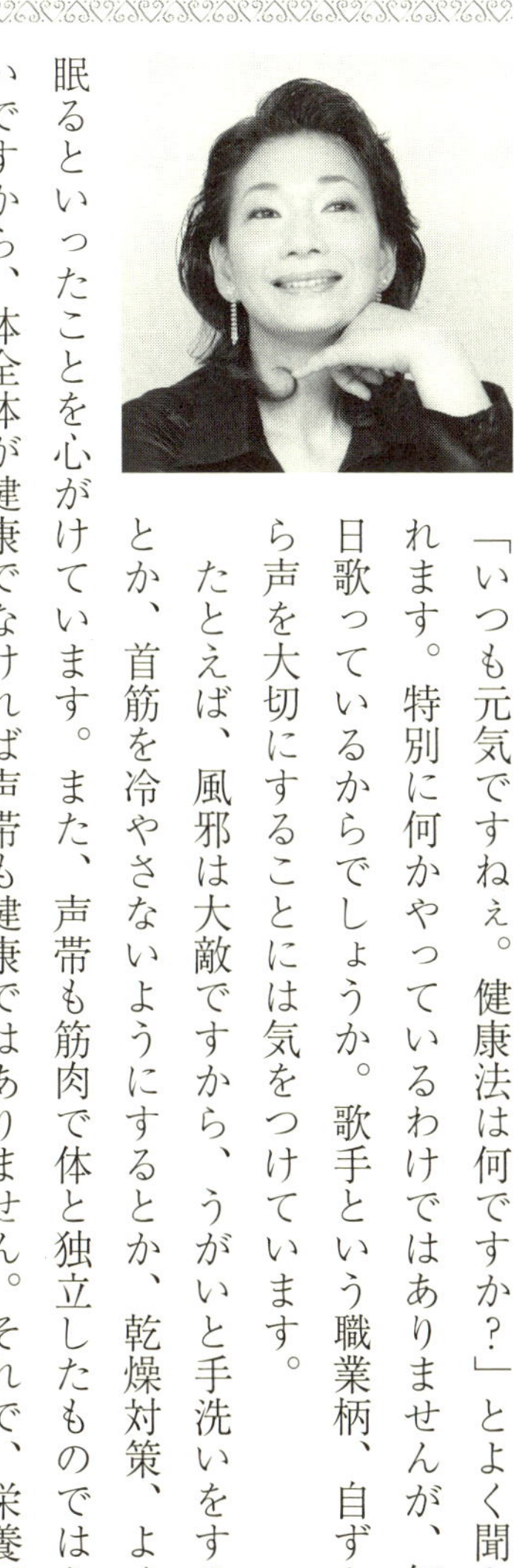

「いつも元気ですねぇ。健康法は何ですか？」とよく聞かれます。特別に何かやっているわけではありませんが、毎日歌っているからでしょうか。歌手という職業柄、自ずから声を大切にすることには気をつけています。

たとえば、風邪は大敵ですから、うがいと手洗いをするとか、首筋を冷やさないようにするとか、乾燥対策、よく眠るといったことを心がけています。また、声帯も筋肉で体と独立したものではないですから、体全体が健康でなければ声帯も健康ではありません。それで、栄養バランスにも気をつけています。私にとっては、ちゃんと声が出るのが元気の印になっています。

「美容法」も同じです。歌手仲間のみなさんを見ても、実際の年齢にはとても見えない若々しい方が多いのは歌の力だと思います。なんと言っても腹式呼吸！　これは大事な健康の要素ですし、お肌にもいいのではないでしょうか。歌うことでストレス発散できることもありますよね。

カラオケが普及して楽しく歌う機会が増えているのは素晴らしいことですが、一つだけ提案があります。できるだけ歌詞を見ないで歌ったほうがいいと思います。

私は、若いときに鍛えてもらった松竹歌劇団（ＳＫＤ）でも、シャンソン歌手となって毎年ＮＨＫホールで開催される「パリ祭」に出演したときも、徹底して歌詞を覚えてきました。そのときのプレッシャーは大変なものでしたが、ステージが終わったときの達成感は素晴らしかったです。それは周東先生がおっしゃる「幸せホルモン」がいっぱい分泌されるからだと確信しています。

歌詞を覚えることで頭を働かせると脳が活性化しますし、人前に立って歌うときの緊張感も脳を活性化してくれます。何より好きな音楽に身を委ねると、体の中から力が湧き出るのを感じますし、心が安らぎます。つくづく音楽には不思議な力があると思わされます。今回歌わせていただいた『花でいましょう』は、大好きな歌です。ぜひ、みなさんにも歌っていただきたいです。艱難辛苦、人生にはいろんなことがありますが、「女は花でおりましょう」という高林こうこ先生の歌詞に感動しました。そうです、どんなときも女性は自分で花にならなくっちゃならないですね。実年齢なんて関係ない⁉

山田ゆうすけ先生の軽快なメロディと杉山直樹先生のお洒落なアレンジで、とても素適な歌になっています。本書に添付されているＤＶＤのビデオ撮影をしたとき、みなさんがとても楽しそうに歌ってくださるので、とても感激しました。そして、「珠木さん、もっといろんな歌をいっしょに歌ってください！　教えてください！」とたくさんの方からお願いされました。

私のこれまでの歌手活動は、自分の歌を座って聴いていただくというスタイルでした。ですから今回のように、人と人がふれ合いながらいっしょに歌う場に身を置くという体験はとても新鮮でした。「音楽健康指導士」という存在があることも知り、そうした歌の活動にも興味をもつことができました。チャレンジするかも⁉

みなさん、いっしょに歌いましょう。「咲きましょう、咲きましょう、女は花でおりましょう」。女は……、いや？　男も？　です！

♫課題曲2『フレーフレー東京・世界を一つに』（ＤＶＤトラック8、9、10）

１章でお話ししましたが、この歌は２０２０年の東京オリンピックを応援して作った曲です。添付のＤＶＤに出演している方たちは、クリニックのなかにある「カラオケ教室」はもちろんのこと、「ダンスクラブ」、「トレーニングジム」、「吹き矢クラブ」、さらに「ヨガ」、「気功」、「太極拳」、「書道」、「絵画」、「ボール体操」、「和太鼓の愛好家」などの集まりに通っている方たちです。さらに、撮影の日にたまたまクリニックの見学に訪れていた「老人ホーム」のみなさんです。

東京オリンピックの応援歌を作ったのでちょっといっしょに歌ってみませんかとお誘いしたところ、動画にあるように私たちも驚くほど盛り上がりました。

とくにサビの部分の「フレーフレー東京　心一つに　世界が一つに二〇二〇年」のフレーズを歌うときは、とても楽しそうでした。「みんなでいっしょに歌ったら、すぐに歌えた」と笑いながら話しているのを見て、これこそ「幸せホルモン」がたっぷり出る歌であり、コミュニティ感覚も備えた健康応援歌であると確信しました。

『フレーフレー東京・世界を一つに』

1

感動と愛のステージ　世界を一つに
希望と願いを込めて　五つの輪に託す
あなたの花　わたしの花
咲き誇れ　悔いなく
愛と涙を　強さに変えて
フレーフレー東京
心一つに　世界が一つに　二〇二〇年

2

つなげよう愛の力で　世界に伝えよう
日本のもてなす文化　世界へひろがる
夜明けの風　めざめの風
この場所で　生まれる

熱い息吹を　光に乗せて
フレーフレー東京
心一つに　世界が一つに　二〇二〇年

3

歌おうよ愛のメロディ　平和を唱えて
地球の水と緑を　みんなで守ろう
あなたの歌　わたしの歌
奏でよう　一緒に
広い青空に　祈りを捧(ささ)げ
フレーフレー東京
心一つに　世界が一つに　二〇二〇年
フレーフレー東京
元気はつらつ　みんなで歌おう　世界を一つに

フレーフレー東京・世界を一つに

周東 寛　作詞
山田 ゆうすけ 作曲
杉山 直樹　編曲
周東 寛/山田 ゆうすけ 歌

♩=96
か　んどうとーあい　のステージせかい　を　ひとつ　に　き
ぼ　うーとー　ねが　いをこめて　い　つ　つのわにたく　す　あな
た　のはな　わた　し　のはな　さき　ほ　これく　いな　く　あい
と　な　み　だ　を　つよ　さ　に　か　え　て　ー　フ
レー　フレー　と　うきょう　ー　こ　こ　ろ　ひ　と　つ　に　せ
か　いー　がー　ひ　と　つ　に　に　せ　ん　にじゅう　ね　ん

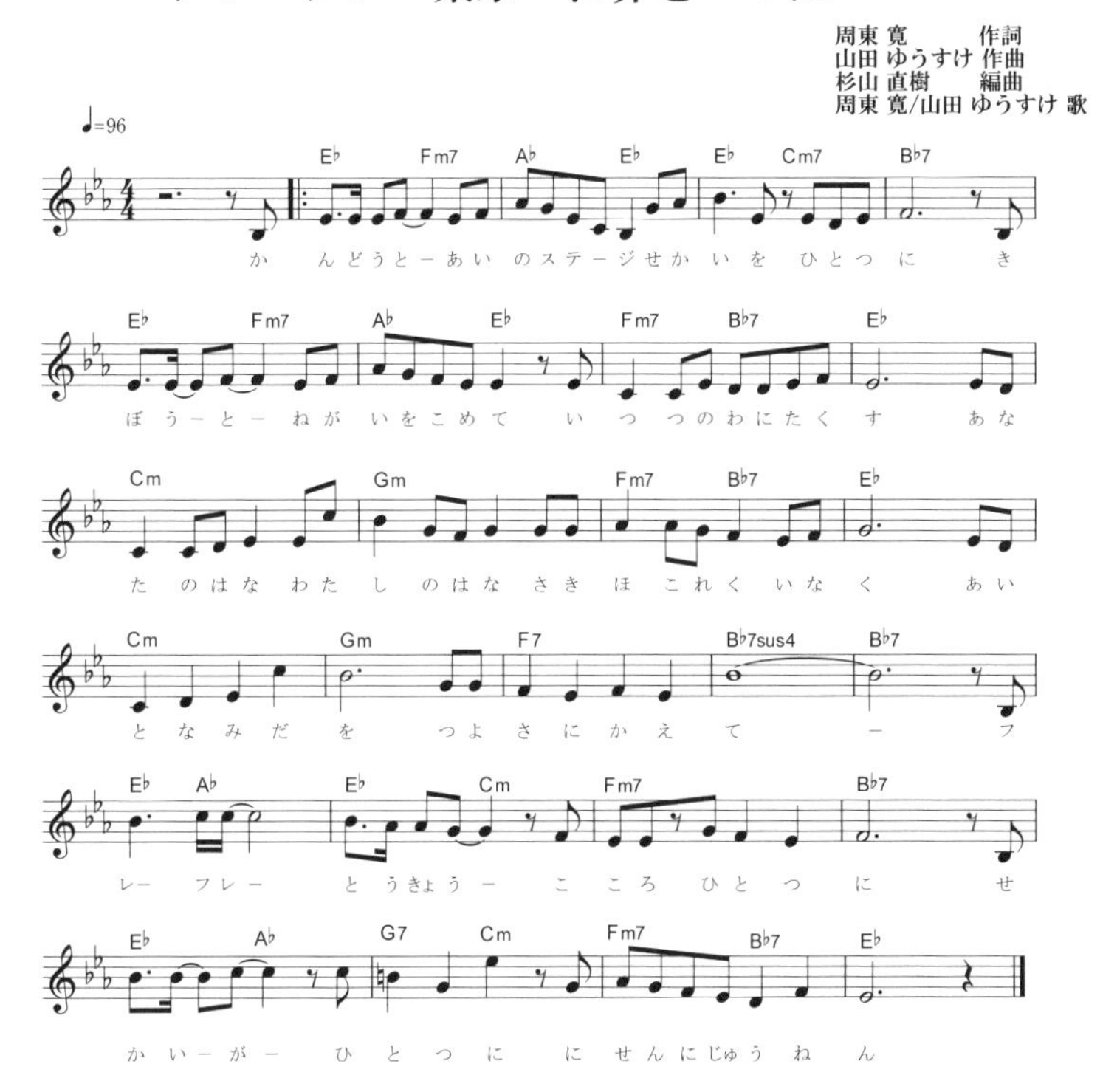

この歌詞には、オリンピックを応援する気持ちが込められていますが、それだけではありません。『花でいましょう』と同じように、「花を大事にしましょう」、「日本のおもてなし文化を大事にしましょう」、「地球の水と緑を守りましょう」、「平和な世界を願いましょう」という思いがたっぷりと描かれています。

「いい詞」を口ずさんでいると、気持ちが豊かになり、生きる勇気も湧いてきます。

歌詞と楽譜を見ながら、添付したＤＶＤ（トラック８にフルコーラス、トラック９にカラオケバージョンを収録）を聴いてみてください。くり返しいっしょに歌っていると、自然にメロディを口ずさめるようになると思います。

２０２０年の東京オリンピックまであと４年あまりですが、歌っていると、そのときまでしっかり元気で生き抜くぞという力が湧いてくることでしょう。

［歌い方のポイント］

この歌はオリンピックの応援歌としてつくられましたが、人生の応援歌、ご自分への応援歌だと思って歌ってください。『花でいましょう』と同じく、「腹式呼吸による歌唱」を意識して歌ってください。

それだけで、いわゆる「有酸素運動」になります。しっかり1回通して歌うと、だいたい20キロカロリーくらい消費するでしょう。ダイエットにも有効です。

この曲の特徴は、演歌や一般的な歌謡曲より、ちょっぴりメロディが小刻みに、上下に変化します。いわゆるポップス感覚のメロディなのです。

でも大丈夫です。まずはＤＶＤで、しっかり歌詞を見ながら、いっしょに歌ってみてください。手拍子をしながら歌ってもいいでしょう。

それを何度かくり返していると、知らずしらずのうちに簡単に歌えるようになります。これまでも、たくさんの方に実践していただいています。これは、いわゆる「パターン認識」みたいなもので、メロディやリズムも、そのほうが早く脳にすり込まれるからだと思います。

とにかく、細かく楽譜を覚えようとするより、何度も聴きながら、いっしょに歌ってみるのが早道です。

[サビをより上手に歌う方法]

次に、サビの部分について、より上手に歌う方法を説明したいと思います。

添付したＤＶＤのトラック10を見ながら練習してください。そのとき気を付けるポイントは次の三つです。

・楽譜を見てもわかりますように、全体に高音の多いメロディになっています。最初は少ししんどいかもしれませんが、息をたっぷり吸って歌いましょう。

・「フレー　フレー」のところは腕を高く振り上げて歌ってみましょう。それが難しくても、気持ちは野球や運動会の応援で「フレー　フレー」と声を上げているつもりで歌ってみてください。

・少し慣れてきたら、歌いはじめから両手を右、左の順で振り、サビの部分になったら「フレー　フレー」と手を上にＹ字型に上げてみてください。歌いながら体を動かすと、さらに脳にいい刺激を与えることができます。

「フレーフレー東京・世界を一つに」サビ

B♭7 E♭ A♭ E♭ Cm Fm7 B♭7
フ レー フレー とうきょうー ー こ ころ ひ と つ に せ
E♭ A♭ G7 Cm Fm7 B♭7 E♭
か いー がー ひ と つ に に せ ん にじゅう ね ん

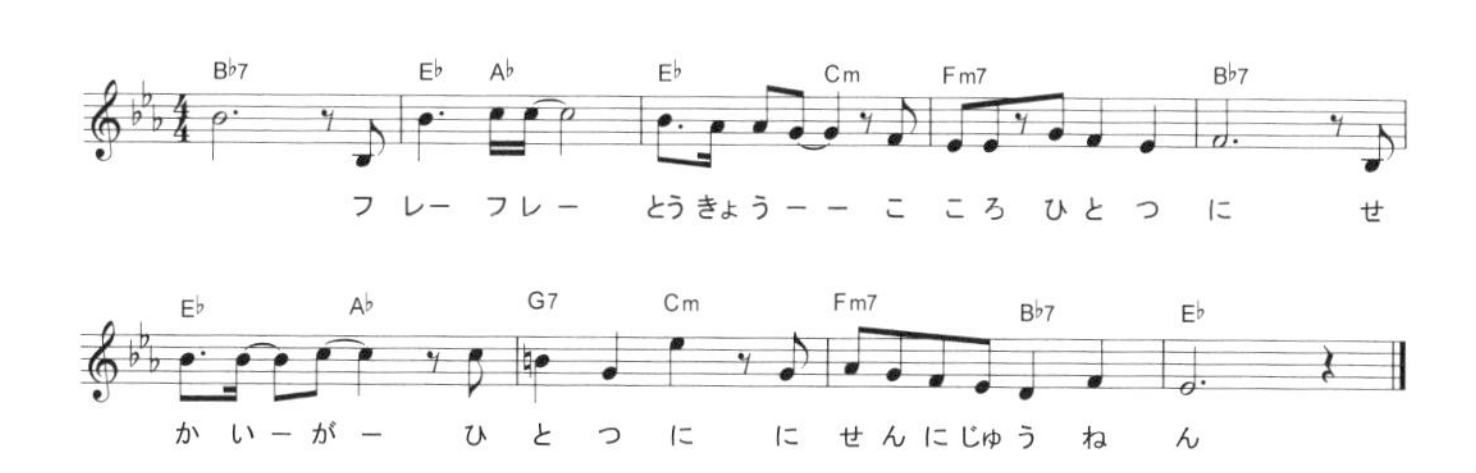

そもそも人はどうして歌を歌うのでしょうか？　上手に歌ってほめられたいから？　カラオケ大会で入賞したいから？　仲間といっしょに歌って楽しみたいから？　どれも当たっていると思います。結局、これだという正解はないのだと思います。

ただ、この本を通じて伝えたいのは「楽しく歌う」ことが、自己表現の一つとして、コミュニケーション方法の一つとして、仲間作りの機会として有効であること、そして、何より脳を大いに活性化し、認知症の予防・改善の助けになるということです。きっと認知症にはならないという強い気持ちを持てるようになると確信しています。

【コラム】「うたと音楽」の力で社会支援

私（周東寛）はこれまで、医師の立場で健康づくりのために楽しく歌うことがとても効果的であると考え、そのことを広める事業や活動にも積極的に参画してきました。その一つが『一般社団法人　日本音楽健康協会』とのコラボレーションです。

この団体は、高齢者の介護予防と生活機能改善に「うたと音楽」の力で社会支援をしていく法人です。高齢者の健康づくりと地域コミュニティの創出・活性化をはかるために「健康カラオケ」事業を推進していることに共感しました。

私のクリニック内にあるカラオケルームもお世話になっていますが、自治体の集会室や民間のカラオケホールなどで「健康カラオケルーム」を開催し、「いつでも」「誰でも」「好きなとき」に参加してもらいながら、「うたと音楽」の力を活用した健康運動を展開しています。

とくに2015年度からは「音楽健康指導士」の育成に取り組みはじめました。カラオケの人を集める力を利用して「うたと音楽」による「健康増進・介護予防・コミュニティ形成」を展開する指導者の育成が大いに期待されています。

一般社団法人　日本音楽健康協会

○協会理念

　本協会は、「うたと音楽」の持つ力が、心と体の健康に寄与することを学術的に研究し、その証左を「福祉・健康・教育」の領域において積極的に展開し、普及・啓発活動を通じ広く社会に貢献することを目的としています。

○事業領域

「人材育成」「高齢者の社会参加促進」「うたと音楽が持つ力の提言・普及・啓発」「高齢者のコミュニティ創出・活性化」「うたと音楽が持つ力の研究」「生活総合機能改善コンテンツの開発」

　とくに人材育成では、安全で持続的な介護予防・生活機能改善を行なうため、「うたと音楽」を最大限に活用する知識と技術を習得した「音楽健康指導士」育成に注力しています。

〒141－8701　東京都品川区北品川5－5－26
TEL 03-5488-6061　Fax 03-3280-2188　http://www.onkenkyo.or.jp/

5章
リズム体操も認知症に効果的！

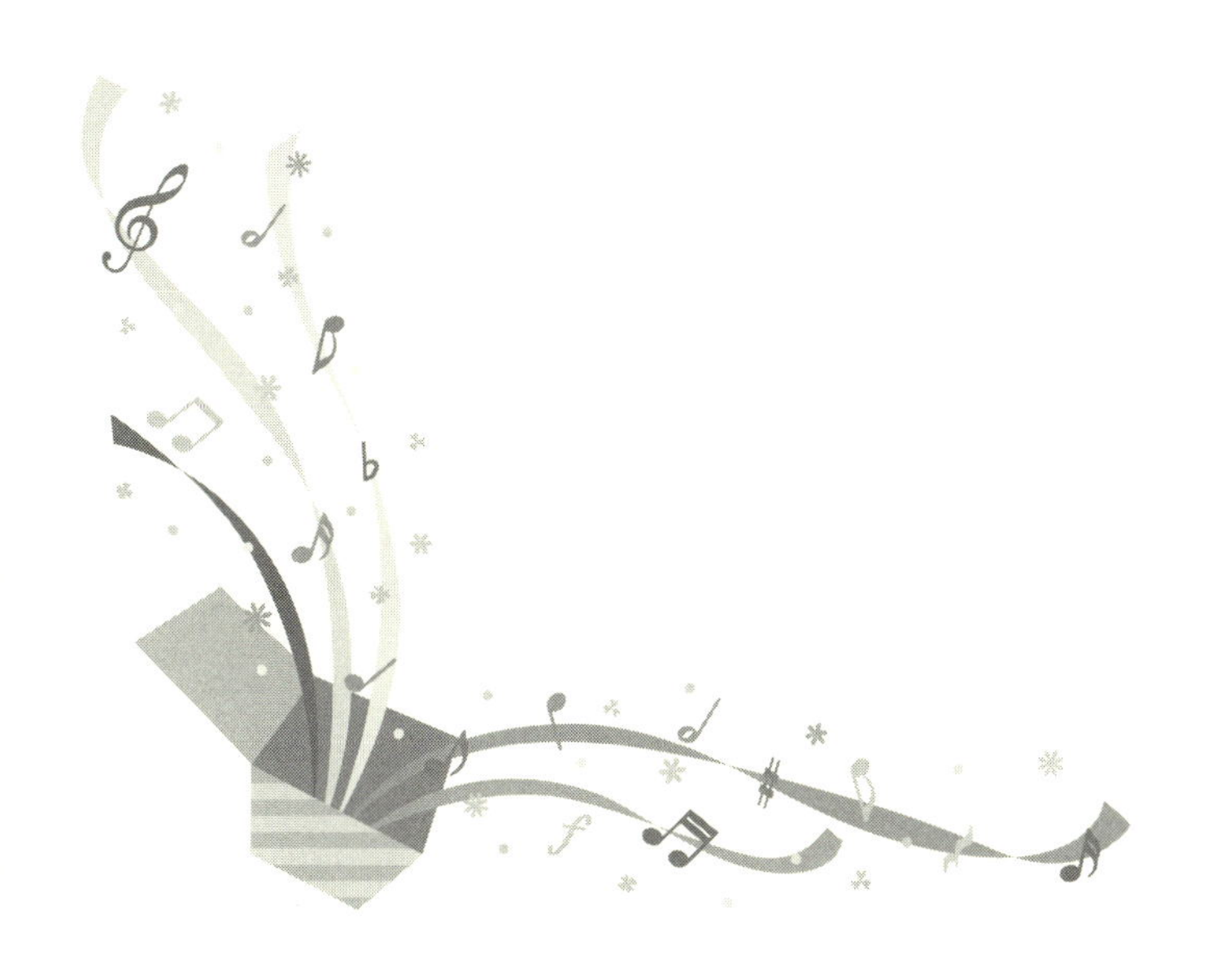

1 リズムやメロディに合わせて体を動かすと効果がさらにアップ

一般に、音楽の主な要素は「リズム」と「メロディ」と「ハーモニー」の三つであるといわれています。この章では、とくに「リズム」を利用した体操、「メロディ」に合わせて腰を捻転（ねんてん）させる体操、同じく「メロディ」に合わせてエアスイミングをする体操を紹介します。これらは、楽しくできる体の運動であるだけでなく、音楽を活用することで脳を活性化することもできるようになっています。

患者さんから「腰が痛い」、「肩こりが治らない」、「階段が辛い」、「足にしびれがある」といった訴えを聞くことがよくあります。その原因のほとんどは、普段体をあまり動かしていないことにあります。これでは代謝が悪くなりますし、筋肉が固くなって関節の動きも悪くなるため体の可動範囲が狭くなります。そのままにしていると、痛みやしびれが誘発されることもあります。

こういった症状を解消するには適度な運動が必要です。とくに高齢になると、下半身が弱くなってきて転倒し、それが引き金で寝たきりになってしまうケースもあります。ですから、とくに下半身を鍛える体操がおすすめです。

ここで取り上げるリズム体操や腰の捻転体操は、まさしく下半身強化にぴったりです。東京都板橋区にある「ミューフィット　Mufit」では、ローランド社のVドラム（電子ドラム）を使用して、音楽に合わせてドラムを叩きながら（踏みながら）行なう「健康リズム体操教室」が開かれています。リズムを応用したまったく新しいスタイルの体操です。オーナーの池田淳代表の協力で特別に、課題曲である『フレー フレー東京・世界を一つに』と『花でいましょう』に合わせたリズム体操と腰の捻転体操を考案し、添付のＤＶＤに収録することができました。

さらに『本当にありがとう』（作詞・歌　周東寛、作曲　山田ゆうすけ、編曲　杉山直樹）の曲に合わせた全身運動「エアスイミング」の動画もＤＶＤに収録しました。

実際にトライした方からは、「最初ちょっと戸惑ったけど、すぐ慣れてきて楽しくできた」「たった4分くらいでも、ふくらはぎや腰が温かくなり、終わったあとは下半身が驚くほど軽くなった」といった感想も聞かれました。

では、DVDを見ながらトライしてみましょう。

2 「健康リズム体操」下半身強化運動（DVDトラック11）

動画では、ペダルを踏みながら行なっていますが、読者のみなさんは、椅子に座り、素足（靴下をはいたままでもよい）を床に置いた状態で大丈夫です。

背筋を伸ばして座り、動画に合わせてペダルを踏んでいるつもりで踵だけ上下させてください。両腕は、余裕があるようなら交互に大きく振ってください。最初は足のほうに気を取られるので、余裕がなければ無理をして振る必要はありません。しばらく続けて余裕ができてきたら、少しずつ腕の振りも取り入れてください。

この運動の目的は、下半身強化と脳の活性化がメインですが、直接的には「足指・足裏の強化」「足首の柔軟性」「ふくらはぎの伸縮による血流アップ」などの効果が期待できます。

これらについて、もう少し説明しておきます。

(1)足指・足裏の強化

人間が歩行するときやバランスを保つのにいちばん重要なのが「足裏・足指」です。ところが、現代社会では靴を履くことが当たり前になっているため、足指を使わなくなっています。

とくに女性はハイヒールを履くことが多いため、ますます足指を使えない状態になり、外反母趾や足裏のタコといった障害も多くなっているようです。足指ジャンケンという遊び感覚のトレーニングがありますが、意外にできない人が多いようです。それは、足指や足裏がかなり弱っていることを示しています。

このリズム体操は、それを改善するのにとても効果的です。

(2)足首の柔軟性

年を取ると平坦なところでもつまずきやすくなり、捻挫や転倒などの事故に結びつくことも多くなります。原因は足首が硬いことです。

また、足首の血液循環が悪くなると足の冷えなども起こります。

じつは、足首が硬い人は全身も硬くなっていることが多いようです。

このリズム体操は、それを改善するのにとても効果的です。

(3)ふくらはぎの血流アップ

心臓から送り出された血液は、動脈を通り毛細血管へと運ばれます。毛細血管まで運ばれた血液は、細胞組織との間で酸素と二酸化炭素、栄養と老廃物の交換を行ない、今度は静脈を通って心臓に戻っていきます。

とくに、下半身は先に行くほど心臓から遠くなりますから、静脈を通して血液を送り返すのはたいへんな作業になります。このとき、ふくらはぎは第二の心臓として、その筋肉群の働きで足先に流れた血液を押し上げ、心臓に戻す助けをします。

このように、ふくらはぎの筋肉群は足を動かす役割だけでなく、血液循環を助けるという重要な役割も担っているのです。同じ原理で、腕の筋肉も血流を助ける働きをしています。

このリズム体操は、そんなふくらはぎの筋力アップにも効果的です。同時に、腕を振って体操をすれば、腕の筋力アップにもつながります。

音楽に合わせＤＶＤの指示通りに足を
動かしましょう！
下半身強化運動
背筋を
まっすぐ！
できれば背もたれの
ない椅子で
つま先は床につけたまま
で踵を上下させる。
左右の足が同じ強さにな
るように。

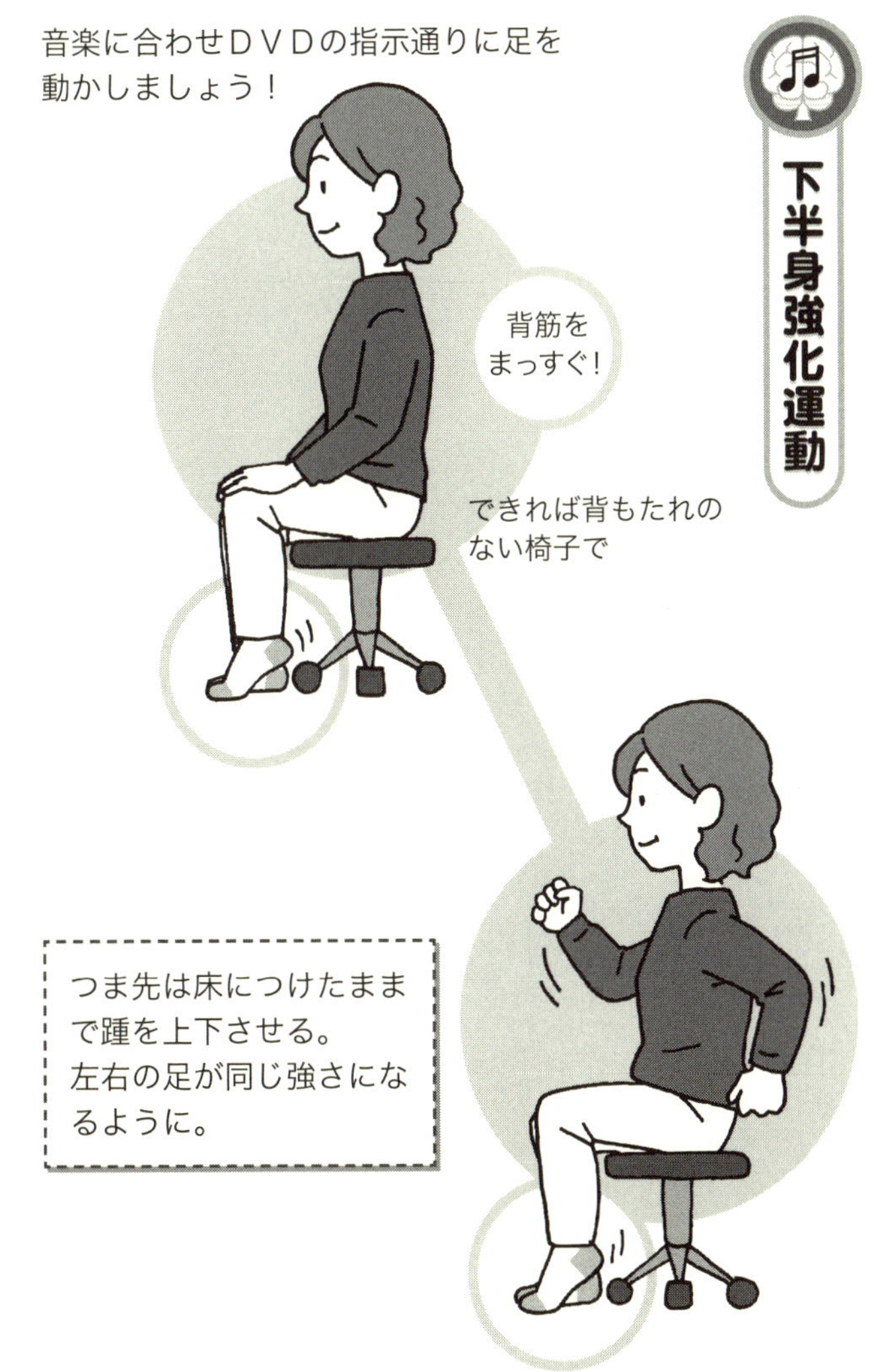

余裕があれば腕をふりながらやってみましょう！

3 「健康リズム体操」回転椅子で腰の捻転体操（DVDトラック12）

DVDの動画では、Vドラムの回転椅子に座り、両手に花を持って捻転体操をしています。読者のみなさんは、事務用の回転椅子などを利用してください。座ったら、つま先は揃えて床につけ、踵を上げます。この状態で椅子の回転を利用しながら、腕と膝を反対方向に振りながら腰を回転させます。

この体操はウエストのダイエットにも最適です。DVDを見ながら音楽に合わせて自宅でやってみてください。好みの曲があれば、それを利用してもいいでしょう。DVDの音楽は4分くらいですから、これを1日1回、2回とくり返して、できるだけ毎日続けてみてください。

回転椅子は事務用の椅子でもいいですし、自宅であればお子さんの勉強机の椅子を利用するといいでしょう。

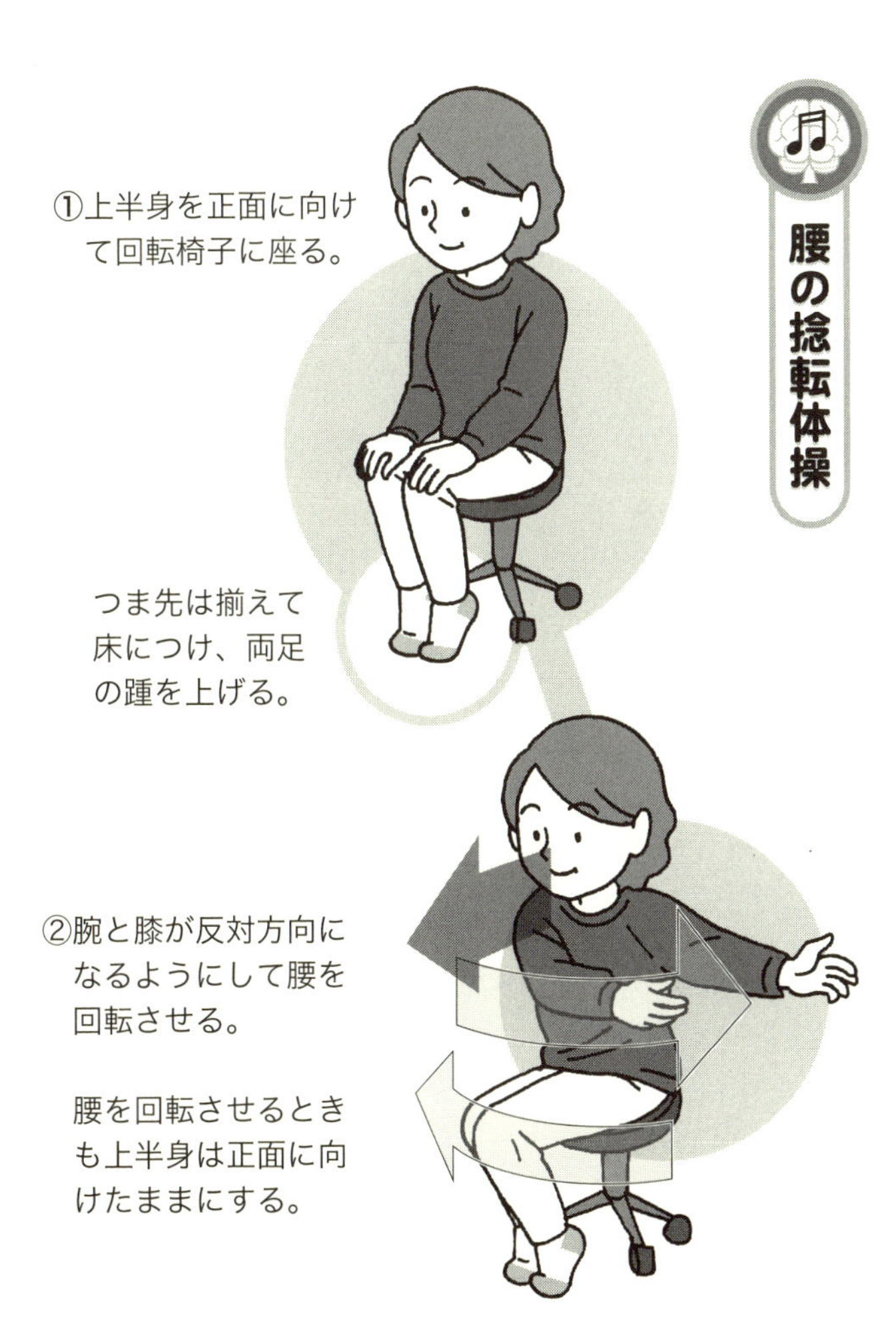

※腰痛の不安がある場合は、無理して回転させすぎないよう気を付ける。

【コラム】「ミューフィットと健康リズム体操教室」

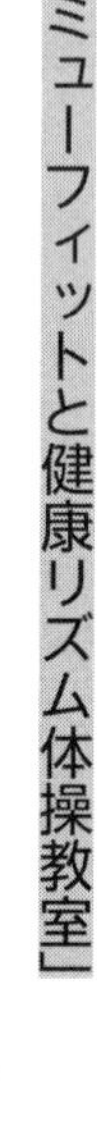

ミューフィット代表　池田　淳

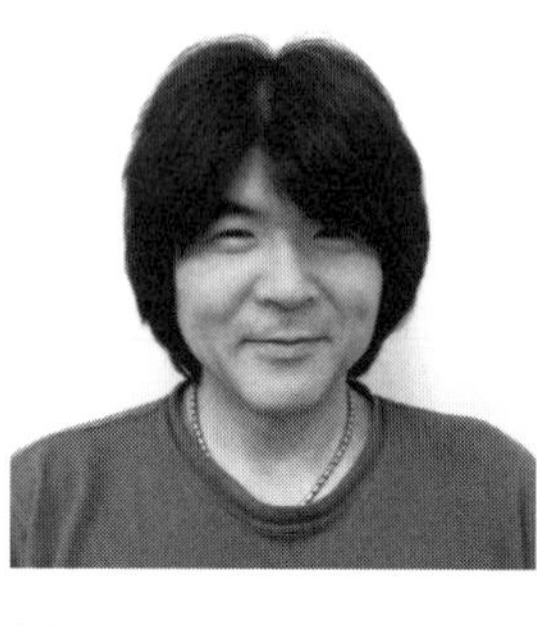

「ミューフィット」という名前は、ミュージックとフィットネスを掛け合わせた造語です。フィットネスクラブなどで音楽に合わせて行なうエアロビクス、ズンバなど数多くの種類があり、人気を得ています。

運動に音楽を取り入れると、運動の辛さや時間の負担も軽減してくれるので、楽しく続けられます。最近ではランニングやウォーキングにも取り入れられ、ますます音楽と運動の関係は密接になり定着しています。

私は、このミューフィットをさらにもう一歩進化させて、音楽に合わせて音を出しながら行なう新しいスタイルの運動「健康リズム体操」の教室を展開しています。

カラオケが流行る以前は、音楽は聴いて楽しむものでした。しかし、カラオケが出てきてからは歌で音楽に参加するようになり、聴くだけの音楽よりも数倍音楽の楽しさが広がりました。それが世界的に流行した理由の一つです。「健康リズム体操」は、音楽と運動を組み合わせたもので、カラオケに非常に近いものです。「遊びながら健康に」をコンセプトに開発した新しいスタイルの運動です。

運動が苦手な方でも「運動するきっかけ」と「苦手な運動を継続する機会」を提供しています。とくにシニアの方たちの「健康年齢」を引き上げてもらい、いつまでも自分の足で好きなところへ行き、好きなものを食べられる体づくりのお手伝いをすることを目指しています。

「健康リズム体操」の教室の会員様もシニアの方が多いのですが、「介護になって家族に迷惑をかけたくない」とお話しされる方が多くいます。介護になると、医療費、家族の労力、介護離職など、大きな負担が家族に降りかかってきます。

すでに亡くなりましたが、私も4年間母親の介護に携わり、父親も母親の介護の疲れで肝臓がんになりました。介護認定により国からいろいろな補助を受けましたが、夜中のトイレや病院の費用など、実際に介護をしてみて、家族の負担はとても大きく、介護中心の生活になってしまいました。

何より現在のシニアの方たちが元気でいることこそ、家族にとっていちばん幸せであり、経済的にも負担が少なくなります。

年を重ねるにつれて、体の不調は「年だから」と思われがちですが、教室の会員さんはとても元気です。80歳になる会員様は、50代のころ大きな手術を受けられ、圧迫骨折などの不運にも見舞われて寝たきりになり、辛い思いをされました。それをきっかけに体を動かすことを心がけ、教室にも通いはじめました。80歳になった今がいちばん健康で、膝も腰も痛くないと喜んでくださっています。

年だから体が痛くなるわけではなく、体を動かしていないことがいちばんの原因です。30代でも猫背になったり、腰痛、肩こりで悩む人もいます。「健康リズム体操」は運動が苦手な方でも、楽しく遊び感覚で体を動かすことができますし、継続できます。

まず、本書で取り上げたリズム体操と腰の捻転体操をぜひ一度体験してみてください。そして、いろんな運動に音楽を組み合わせる工夫をしてみてください。

【お問い合わせ先】「健康リズム体操教室」ミューフィット
〒173－0024　東京都板橋区大山金井町39－1　ダイアパレス大山Ｂ１
TEL 03-5926-9307　http://www.mufit.info

4 「エアスイミング」で全身運動（DVDトラック13）

この全身運動は『本当にありがとう』の曲に合わせて、平泳ぎ、背泳ぎ、立ち泳ぎ、バタフライ、横泳ぎ、クロールの泳ぎの動作を組み合わせた軽いダンス調の運動になっています。曲のリズムは、とてもゆったりしていますので、体の動きもゆったりです。クリニック内でもみなさんがトレーニングの一つとして楽しみながら取り組んでいます。

年を重ねると、肩や首、足や腰などあちこちが痛いという方はたくさんいらっしゃるでしょう。痛いから、できるだけ動かさずにじっとしていたくなりますが、それだけでは痛みやしびれを根本的に解決することは難しいのです。本当に痛みやしびれのない健康的な体にするには、「骨、筋肉、神経」の3つをバランスよく鍛える必要があるからです。

痛みやしびれは基本的に、骨が弱くなったり、筋肉が衰えたり、神経が不調になったりして起こるものです。しかも、それぞれが複雑に影響し合っています。ですから、体の痛みやしびれを解消するためには、「骨、筋肉、神経」の3つをうまく組み合わせた運動をすることが大切です。

本書で紹介する「エアスイミング」は、全身運動である水泳をヒントに考案されたものです。腕や肩、腰、足など全身を適度に動かすので、骨、筋肉、神経をバランスよく鍛えることができます。

それだけでなく、ホルモンの分泌などを促す有酸素運動でもあります。細胞内の発電器官であるミトコンドリアを活性化して、脂肪燃焼や成長ホルモンの分泌などを促す効果も期待できます。

ＤＶＤでは『本当にありがとう』の曲に合わせながら行なっていますが、曲を覚えて歌いながらやっていただくと、さらに効果的でしょう。

ＤＶＤの中で「エアスイミング」の指導をしている方は片山良枝先生です。クリニックでは社交ダンスをはじめ、お手玉や扇子などを使った独自のリハビリ体操の講師も10年以上担当してくださっています。

「エアスイミング」の教室に通っている方からは、「膝の痛みが軽くなった」、「階段でよく転びそうになっていたのに足がしっかりしてきた」、「腰の痛みが和らいできた」といった声も出てきています。

『本当にありがとう』以外に、自分の好きな歌に合わせて行なっていただいてもかまいません。好きな曲で体を動かせば、心も体もときめきます。体が元気になれば心も元気になります。エアスイミングで、きっと心も体も健康になることでしょう！

エアスイミングの各スイミングの体の動かし方をイラストで示しておきます。参考までに『本当にありがとう』の歌詞も紹介しておきます。

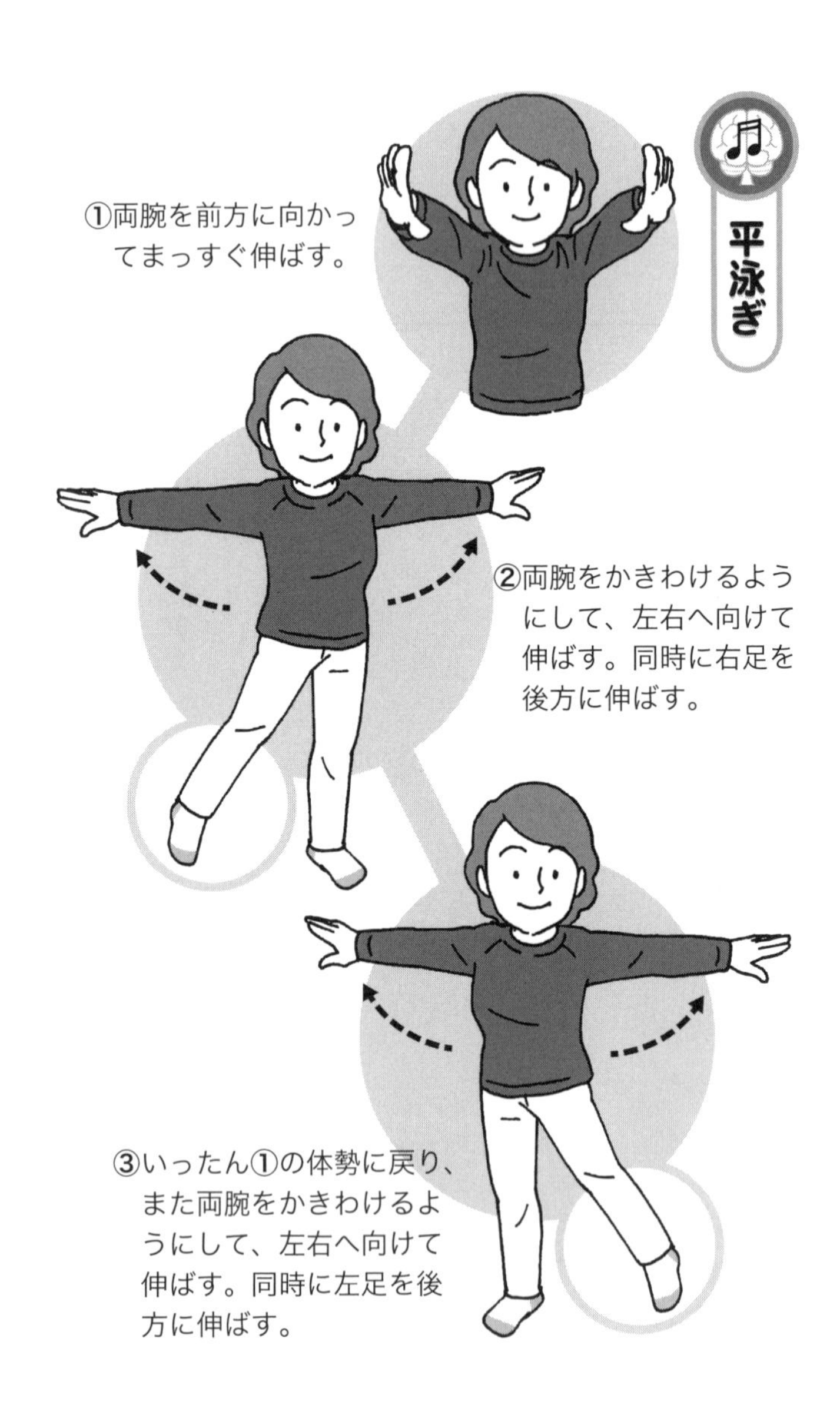
平泳ぎ
①両腕を前方に向かってまっすぐ伸ばす。
②両腕をかきわけるようにして、左右へ向けて伸ばす。同時に右足を後方に伸ばす。
③いったん①の体勢に戻り、また両腕をかきわけるようにして、左右へ向けて伸ばす。同時に左足を後方に伸ばす。

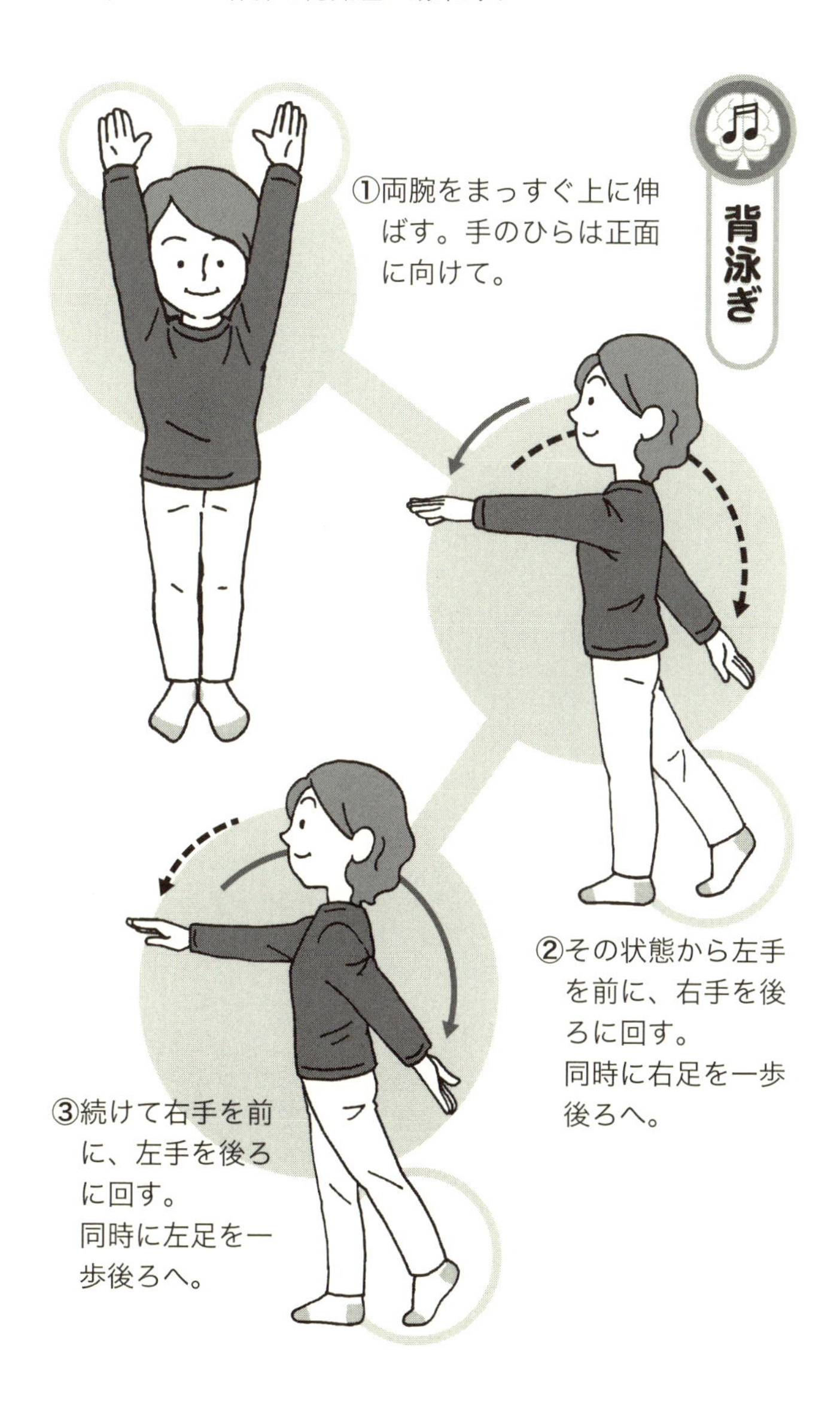
背泳ぎ
①両腕をまっすぐ上に伸ばす。手のひらは正面に向けて。
②その状態から左手を前に、右手を後ろに回す。
同時に右足を一歩後ろへ。
③続けて右手を前に、左手を後ろに回す。
同時に左足を一歩後ろへ。

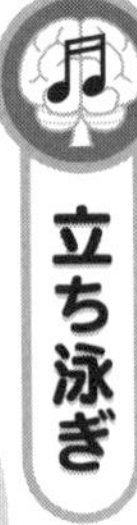

①手をヒラヒラさせ
ながら膝を曲げる。

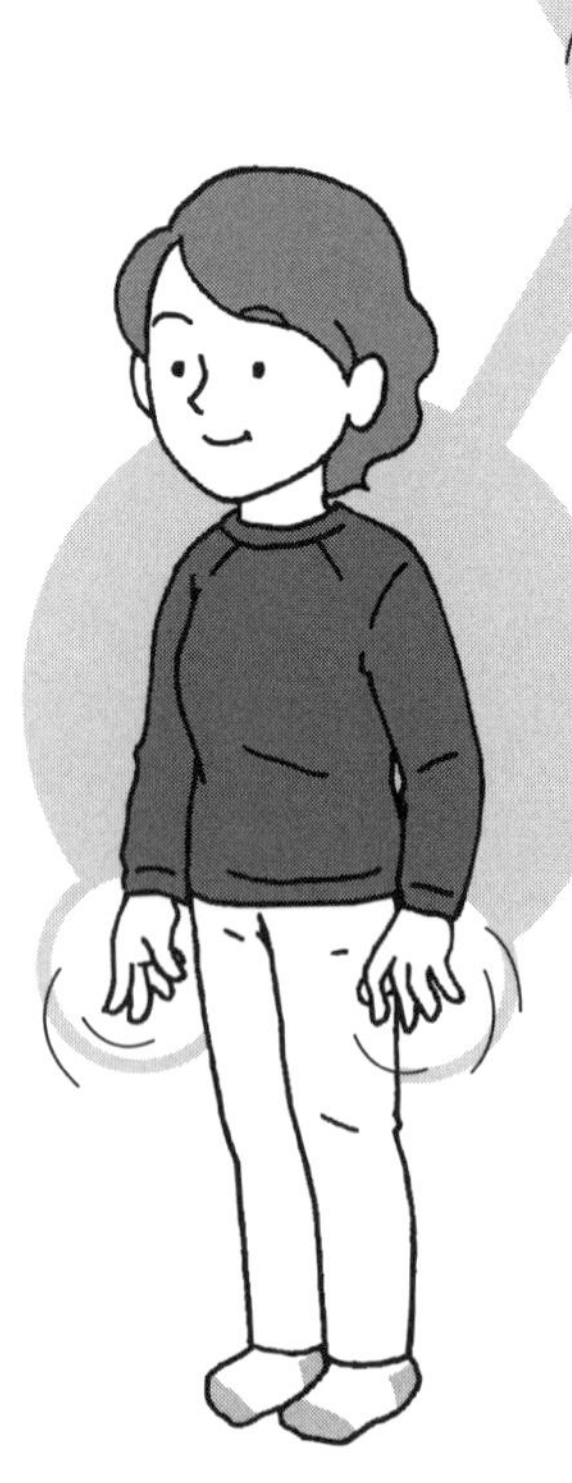

②手をヒラヒラさせながら
膝を伸ばす。

①両腕を頭上へ伸ばしながら同時に右足を右斜め前に出す。
バタフライ
②上に伸ばした腕を下ろしながら左足を右足に揃えて、膝をグッと曲げる。
①〜②を2回くり返す。
③今度は両腕を頭上へ伸ばしながら同時に左足を左斜め前に出す。

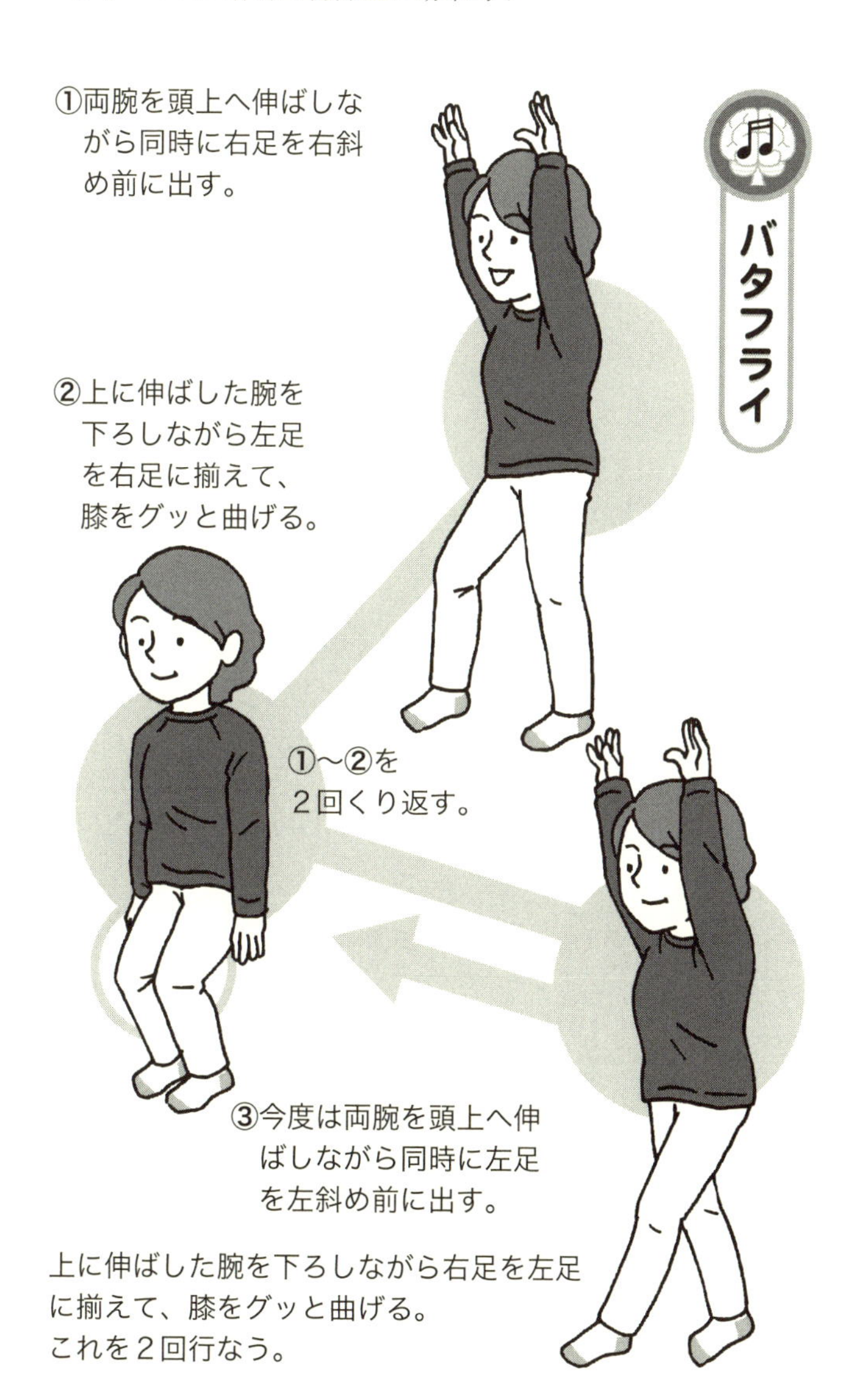

上に伸ばした腕を下ろしながら右足を左足に揃えて、膝をグッと曲げる。
これを2回行なう。

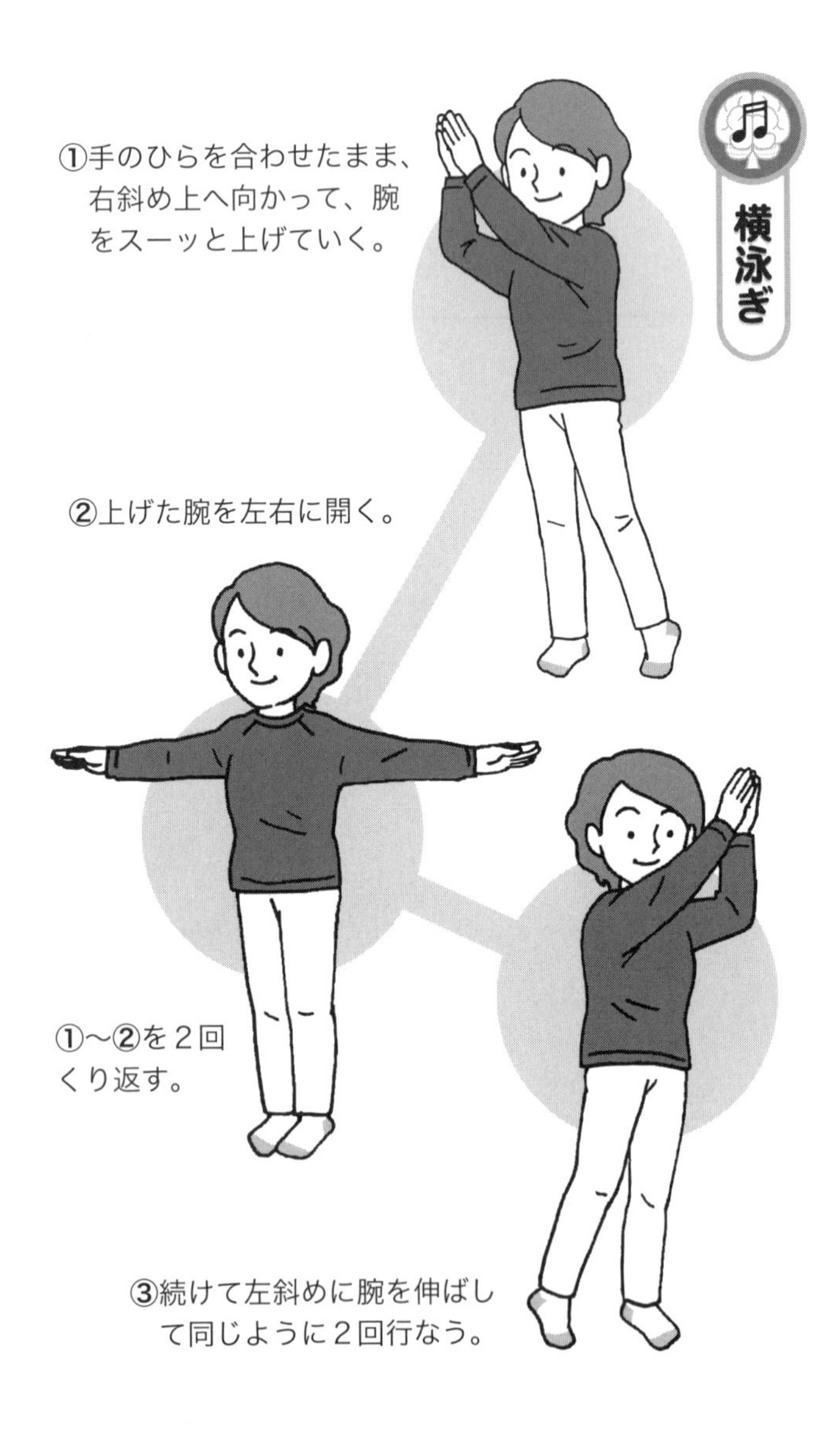
横泳ぎ
①手のひらを合わせたまま、
右斜め上へ向かって、腕
をスーッと上げていく。
②上げた腕を左右に開く。
①〜②を２回
くり返す。
③続けて左斜めに腕を伸ばし
て同じように２回行なう。

クロール

①手のひらを下に向けてまっすぐに両腕を伸ばし、肩の高さに持ち上げる。

②右腕を後ろへ引き、同時に右足も少し後ろへ引く。右手をクロールするように上へ上げてから下ろす。

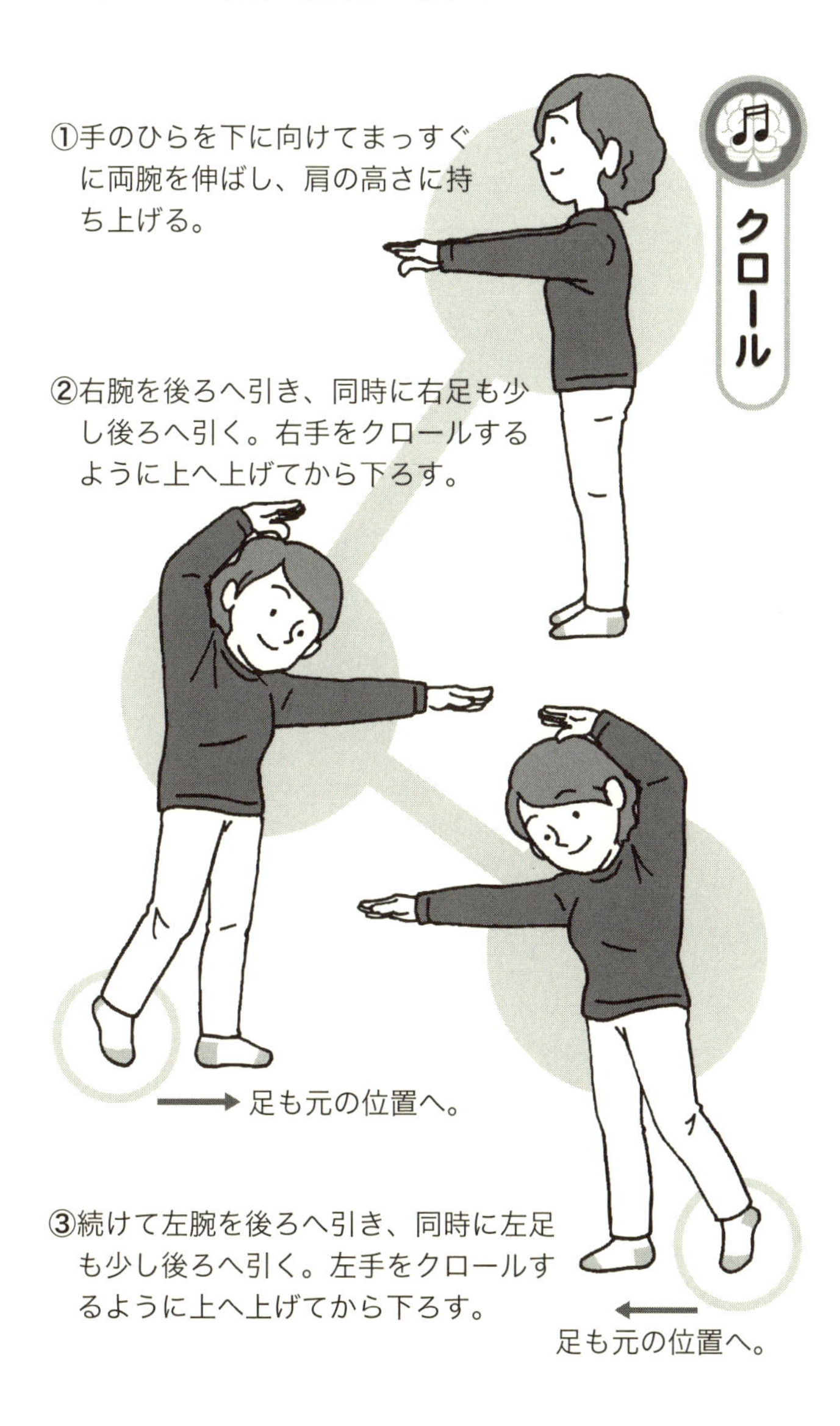

③続けて左腕を後ろへ引き、同時に左足も少し後ろへ引く。左手をクロールするように上へ上げてから下ろす。

『本当にありがとう』

私が落ち込んだ時
いつも心を沈ませ
じっと　じっと　待つよ
そばであなたが　励ましてくれるから
私は叫んで　伝えたい
ありがとう　ありがとう
本当に　ありがとう

私はあなたに感謝
そうよあなたの支えで
ずっと　ずっと　生きてきた
そうさ私は　心強かったよ

あなたと出逢って　幸せだった
ありがとう　ありがとう
本当に　ありがとう

どんな人生も　どんな世界にも
誰だって苦しい時はある
あなたがいるから　山を越え
能力を超え　力を出せている
あなたがいるから 私は幸せ
ありがとう　ありがとう
本当に　ありがとう
私は叫んで　伝えたい
ありがとう　ありがとう
本当に　ありがとう

本当にありがとう

周東 寛 作詞
山田 ゆうすけ 作曲
杉山 直樹 編曲
周東 寛 歌

♩=80
わたしがおちこんーだ とーきー いつもこころをしずま せ じっ
と じっと まつ よ そばで あなたがはげましてくれ ーるから
わ た ーーしは さ け ーーんで つ
た え たーい ありーがとう ありーがとう ほ
ん とうーに ありがと う

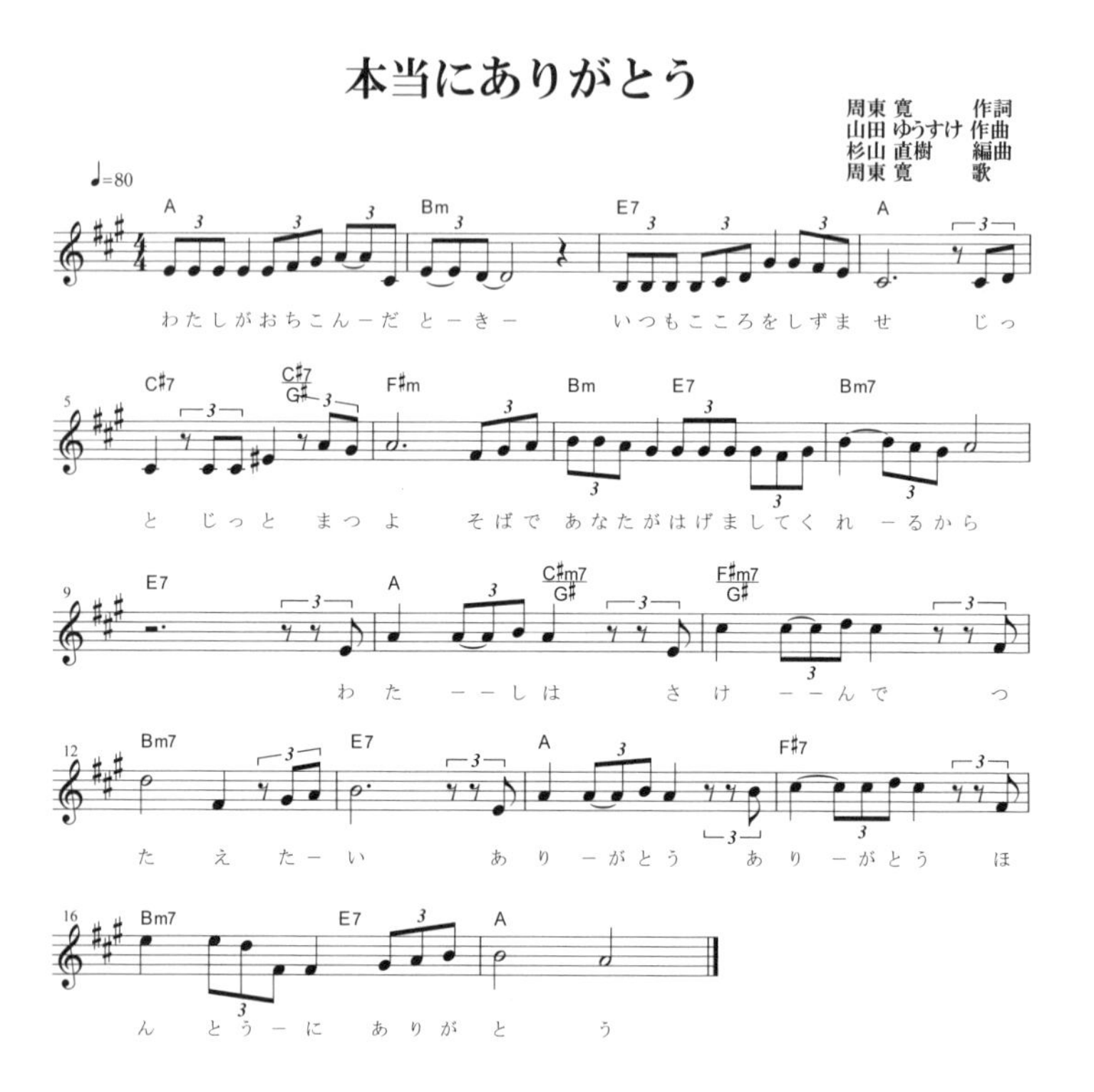

【コラム】歌の指導はスポーツであり生涯教育の一環です

石黒歌謡教室 講師　石黒 允子

私は過去に、砲丸投げや短距離などの陸上競技で国体の青年部の代表選手になったことがあります。その一方で、絵画や書道も学んでいましたし、子どものころから歌うことも大好きでした。それで将来は歌の世界に入りたいと思っていました。

今から30年前に、ある歌謡教室の指導者の門下生になりました。そこで10年以上レッスンを受けたのち、歌謡指導の資格を取りました。そして20年前から石黒歌謡教室を開くことになったのです。振り返れば、そこまで導いてくださった指導者に心から感謝しています。

過去にスポーツに馴染んでいたこともあり、歌うことを運動と考えています。私の教室は個人レッスン（1人／1時間）のみですが、歌うときには腹筋、大腰筋、呼吸筋への力の入れ方や、姿勢を整えることを強調しています。そして、発声、発音、言葉をはっきりさせること、口腔やのどの奥をひろげて共鳴させながら発声することをしっかり指導しています。

強くかたく声を出すときは硬口蓋（口腔上壁の前方の硬い部分）に響かせて共鳴させて歌います。やわらかく歌うときには軟口蓋（口腔上壁の後方の軟らかい部分）に声を共鳴させて歌うようにします。それによって思いを表現することを大切にした指導を行なっています。

生徒さんたちは厳しい指導を受けながらも全国歌謡大会のシニア部門、一般部門、グランプリ部門などで優勝したり、他の大会でも入賞したりしています。大会に出る目標があるので、レッスンを休むことなく頑張っています。これも周東先生が普段からおっしゃっているように、楽しく歌うことで「幸せホルモン」が分泌されるから続けられているのだと思います。

私を指導してくださった先生に言われた「歌の指導はスポーツであり生涯教育の一環である」ことを胸に今後も頑張っていきたいと考えています。

おわりに

「周東先生って、まるでレオナルド・ダ・ヴィンチですね！」

これが私の周東先生に対する最初の印象でした。大きな病院の総合臨床医であり、同時に作詞、作曲をこなす歌手であり、加えて絵画、書道、空手、ダンスまでこなすのですから、まさしくレオナルド・ダ・ヴィンチと言っても過言ではないスーパースターです。

私自身も、もともとはエレクトロニクス関連のエンジニアであり、そのかたわら音楽を創作するという二足のわらじを履いていました。物理・数学や電子回路を作り上げる世界と、いい歌を作曲することは、自分の中ではまったく同じ思考回路を働かせる作業でした。

それと同じような、ある種マルチタスク的にいろいろなことを多彩にこなす周東先生にすごく親しみと共感を覚えたのです。

先生の名言に「医は芸術である」という言葉があります。医療の場でも高精細な画像処理をして精密なデータを計測できるＭＲＩのような検査機器が利用できるようになりました。しかし、それを見て判断するのは人間の目です。単純に機械の精度にだけ頼るのではなく、ある意味でアーティスト的なセンスで画像のパターンを認識し、分析することで重大な症状を見つけることができるといいます。これは、私にとってとても衝撃的で、素晴らしい言葉でした。

周東先生と出会ってからは、先生が作詞をし、私が作曲をしていくつかの作品を創作しました。それを「健康まつり」で楽しく歌ってもらおうということになり、さらに先生とのお付き合いが深まりました。

先生の治療の特長は「テラーメイド（Talor Made）医療」と呼ばれるものです。一人ひとりにピッタリの洋服を作るのと同じように、個々の患者さんに合った治療方法をしっかり見据えて治療と予防を行ないます。

そのために患者さんのお話をよく聴きながら、じっくりと相手の目や表情を観察します。そうしてスキンシップをしっかりとり、患者さんがリラックスできるようにしながら最適の治療を行ないます。そんなこと当たり前だと思われるかもしれませんが、医療の現状はそうなっていないことが多いと思います。

それでも人と人のつながりをしっかりもって診療に当たっているので患者さんはドクター周東のファンになります。

先生の病院の中にあるカラオケ教室も、そうした医療方針の一つとして行なわれています。ダンスや吹き矢の教室もありますが、通われる方たちはみなさんとてもイキイキとしていて、明るくて元気です。

私も、そんな医療を実際に自分の目で見て、作曲家の立場から、ぜひ健康増進や認知症の予防・改善に楽しく歌うことが大いに役立つことを伝えたいと思い、先生といっしょに本書を執筆させていただくことにしました。

先生と共同研究をしていくなかで、とくに楽しく歌うことが、「幸せホルモン」の分泌を活性化させ、年を重ねても健康で幸せになるための「幸せループ」という好循環を生み出すことを発見しました。

本書にはＤＶＤが添付されていますが、動画を通して、実際に楽しく歌っている様子を見ることで歌の力を実感していただけると思います。また、認知症の予防・改善のための効果的な歌い方もＤＶＤを見ながら実践できるようになっています。
本書との出会いが、いつまで元気で年を重ねるお手伝いになることを願ってやみません。頑張りましょう！

作曲家・音楽プロデューサー　山田ゆうすけ

楽しく歌うだけで脳がたちまち若返る！

2016年5月26日　第1刷発行
2016年7月12日　第3刷発行

著　者――――周東 寛・山田ゆうすけ

発行人――――杉山　隆

発行所――――コスモ21
〒171-0021　東京都豊島区西池袋2-39-6-8F
☎03（3988）3911
FAX03（3988）7062
URL http://www.cos21.com/

印刷・製本――三美印刷株式会社

定価はカバーに表示してあります。

ISBN978-4-87795-337-9 C0030